# 不整脈

## 心房細動
## 期外収縮

自力でよくなる!

心臓病の名医陣が教える

# 最新 1分体操 大全

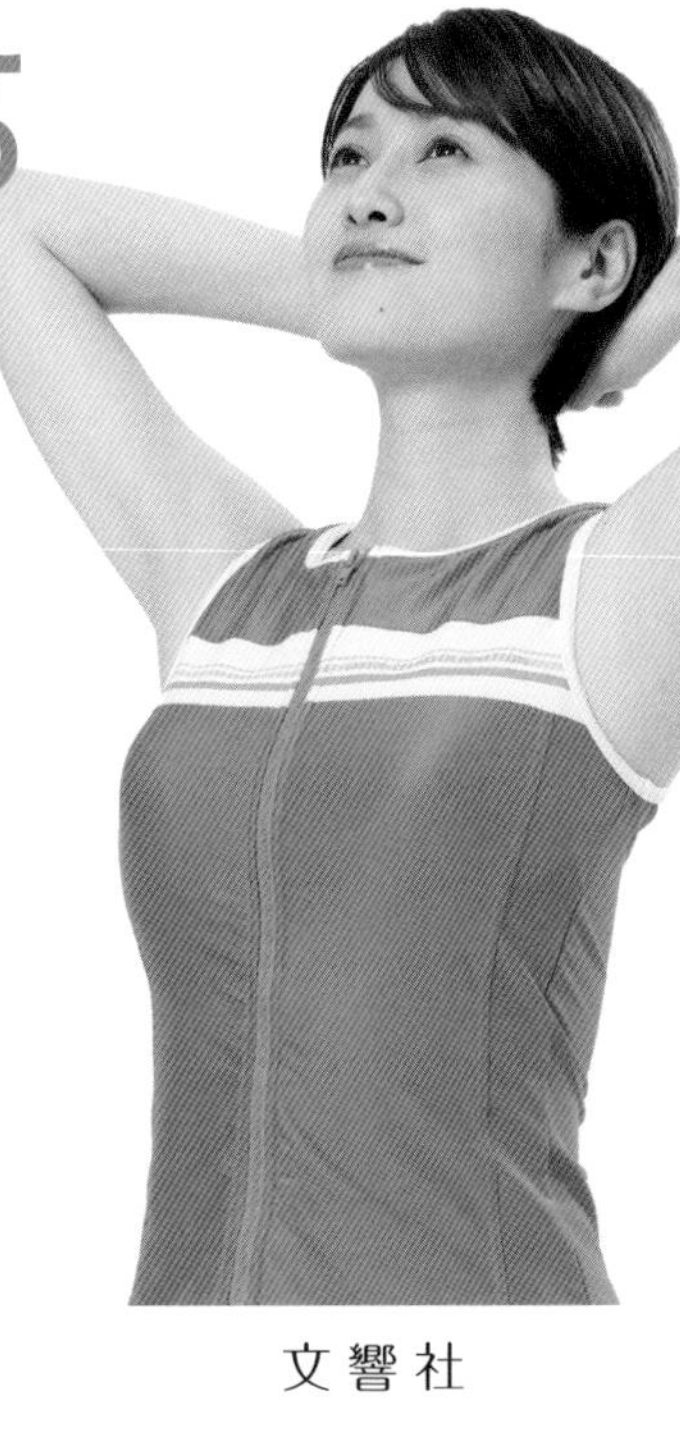

文響社

# はじめに

心臓は生命を維持するために不可欠な臓器であり、私たちが生まれてから死ぬまでひと時も休まずに働きつづけます。心臓の筋肉（心筋）は強靱《きょうじん》で、常に拡張・収縮（拍動という）をくり返して毎分5リットルもの血液を全身に送り出し、体のすみずみまで酸素と栄養を届けているのです。

しかし、**加齢とともに動脈硬化、つまり血管の老化が進むと心臓の働きが衰え、狭心症、心筋梗塞《こうそく》といった病気や心不全を発症するなど、命にかかわることもあります。また、ストレスなどの刺激が心臓に影響を与えることもあります。そうした心臓の不調として現れるのが「不整脈」です。**不整脈とは、読んで字のごとく整っていない脈をいい、心臓の拍動のリズムが不規則になることで起こります。**通常、健康な人の脈は1分間に50〜100回程度の規則正しいリズムで拍動していますが、不整脈になると拍動のスピードが速くなったり（頻脈）、逆に遅くなったり（徐脈）、乱れたりするのです。**

こうした脈の整っていない不整脈は、心臓内で発生する電気刺激に異変が生じることで起こります。心臓は、中央の筋肉壁（中隔）で左右に分かれており、さらに上部の「心房《しんぼう》」、下部の「心室」に分かれ、「右心房」「左心房」「右

## 心臓の構造と働き

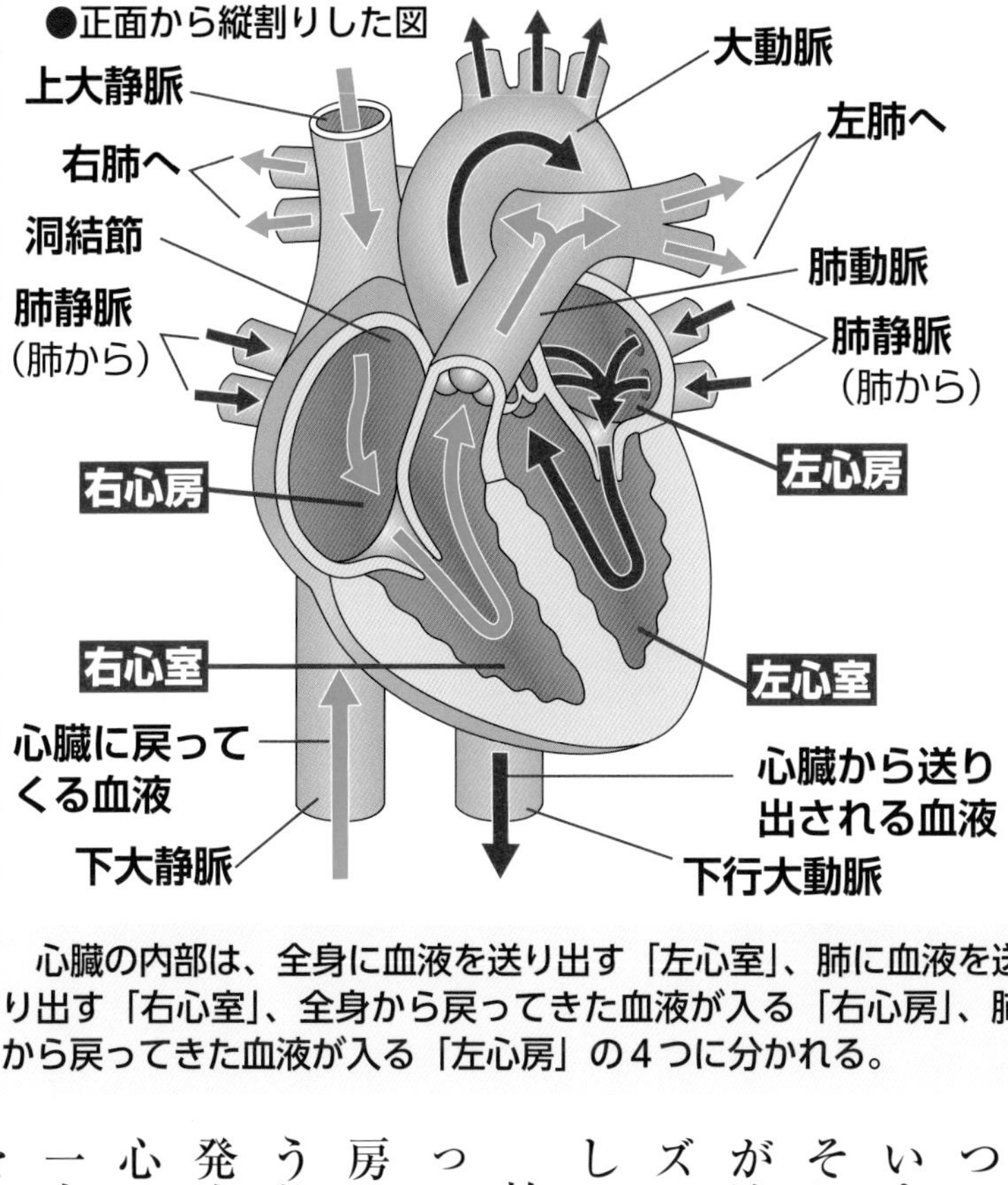


心臓の内部は、全身に血液を送り出す「左心室」、肺に血液を送り出す「右心室」、全身から戻ってきた血液が入る「右心房」、肺から戻ってきた血液が入る「左心房」の４つに分かれる。

心室」「左心室」の4つの部屋からできています（上の図参照）。そして、心房と心室が連動し、一定のリズムで拍動をくり返しています。

拍動のリズムを作っているのは、右心房の「洞結節《どうけっせつ》」という部分で、ここから発生する電気刺激が心臓全体に伝わり、一定のリズムで拍動をくり返すのです。

しかし、電気刺激の伝導に異常が生じたり、本来とは違う余分なルートができたり、洞結節以外で電気刺激が起こったりすると脈が乱れます。心房や洞結節に問題があるタイプは「上室性不整脈」、心室に問題があるタイプは「心室性不整脈」といいます。さらに、頻脈か、徐脈か、不規則な脈かでさまざまな種類に分かれます（上の図表参照）。

ただし、不整脈が起こったからといって、必ずしも生命にかかわるわけではありません。最も多い不整脈の1つである

## 主な不整脈のタイプ

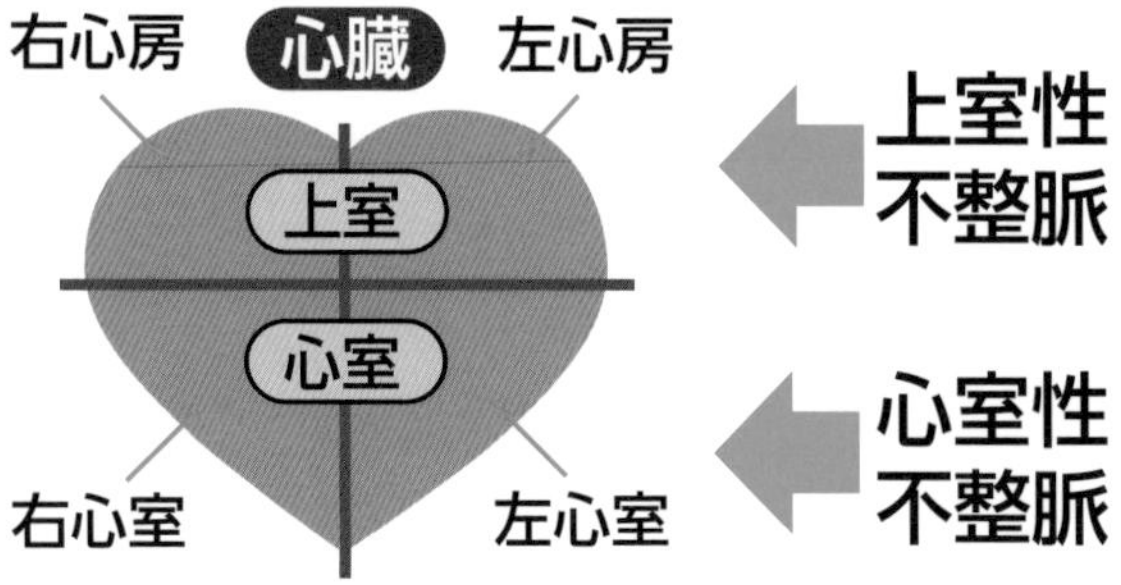


心臓上部の心房や洞結節に問題があるタイプを上室性不整脈、下部の心室に問題があるタイプを心室性不整脈と呼ぶ。

| | 上室性不整脈 | 心室性不整脈 |
|---|---|---|
| 頻脈 | 心房細動<br>上室頻拍<br>心房粗動 | 心室頻拍<br>心室細動 |
| 徐脈 | 洞不全症候群<br>房室ブロック | |
| 不規則 | 上室性期外収縮 | 心室性期外収縮 |

期外収縮は、健康な人でも起こる一時的な脈の乱れであり、基礎心疾患《しっかん》（心臓病）がない場合にはほうっておいてもあまり問題にはなりません。

注意しなければならないのは、不整脈が基礎心疾患のサインで突然死につながったり、脳梗塞などの重篤《じゅうとく》な病気を引き起こしたりするケースがあることです。ふだんから不整脈の自覚症状があったり、健康診断や人間ドックの心電図検査で異常を指摘されたりしたら、一度は循環器科を受診して専門医に正しく診断してもらいましょう。診断の結果、「危険のない不整脈」といわれたら、安心して大丈夫です。一方、基礎心疾患が見つかるなどして「治療が必要」といわれたら、医師と相談して最善の治療を受けてください。

近年、運動療法が不整脈の予防・改善や、基礎心疾患のある患者さんのリハビリテーションに有効と判明し、医療の現場で積極的にすすめられるようになりました。本書では、循環器科などの専門医が不整脈の改善に役立つ「1分体操」をタイプ別に紹介しています。不整脈に悩まされている人は、自分に合った1分体操を実践し、大切な心臓の健康を守るよう心がけてください。

日本医科大学大学院医学研究科循環器内科学分野教授
清水　渉

# あなたに最適の「１分体操」一覧

１

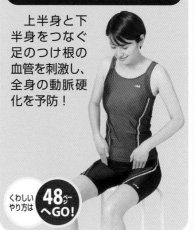

## １分体操❶　１分強心ほぐし▶不整脈全般

### 腕の血管ほぐし

手首からひじの血管をほぐして、全身の血流を促す。

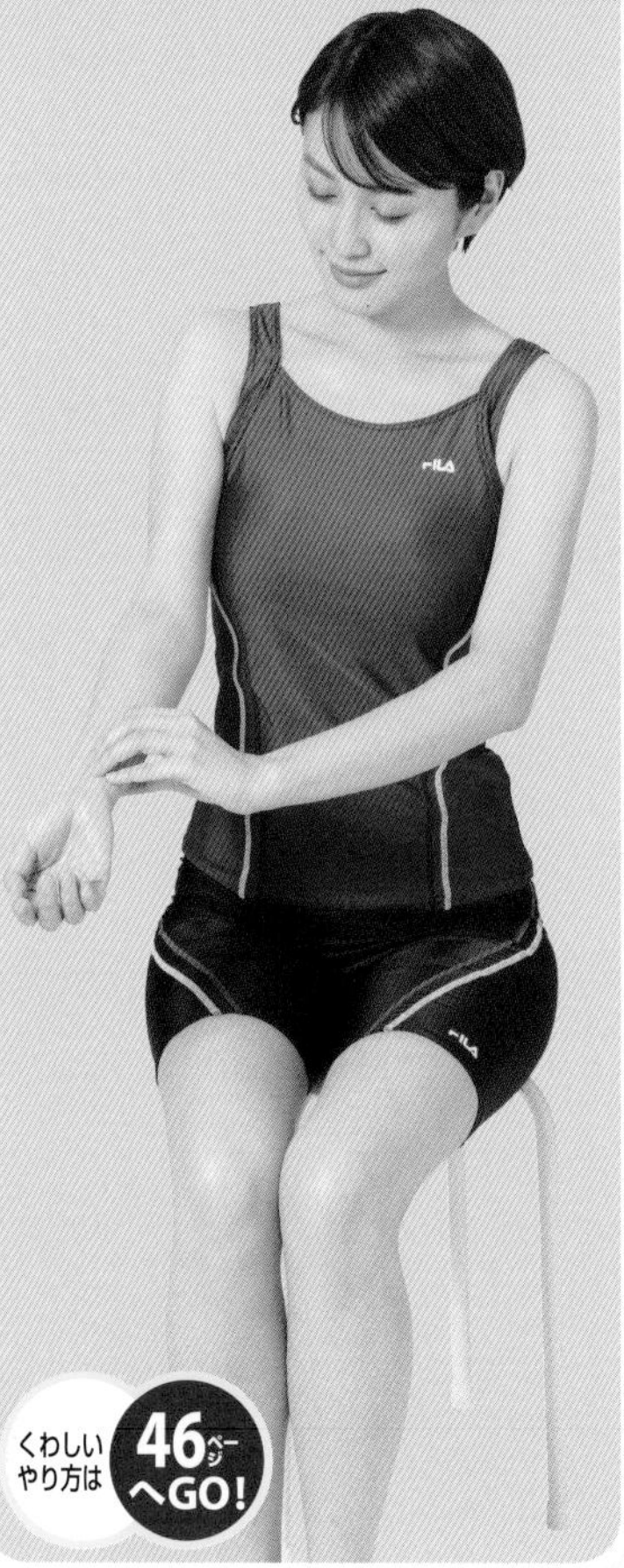

くわしいやり方は46ページへGO！

### 胸の血管ほぐし

鎖骨の下をさすって心臓に近い太い血管を刺激し、不整脈の重大原因「動脈硬化」を防ぐ。

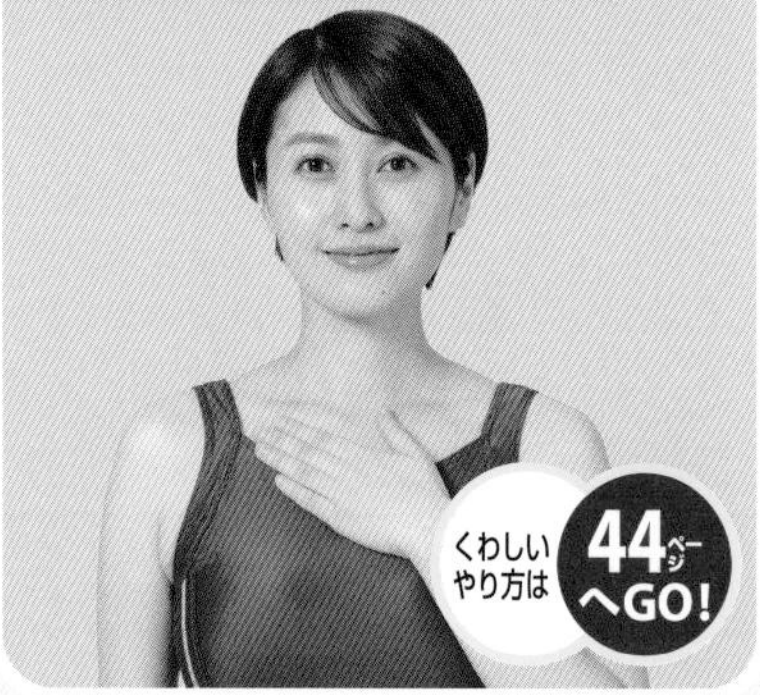

くわしいやり方は44ページへGO！

### 足のつけ根の血管ほぐし

上半身と下半身をつなぐ足のつけ根の血管を刺激し、全身の動脈硬化を予防！

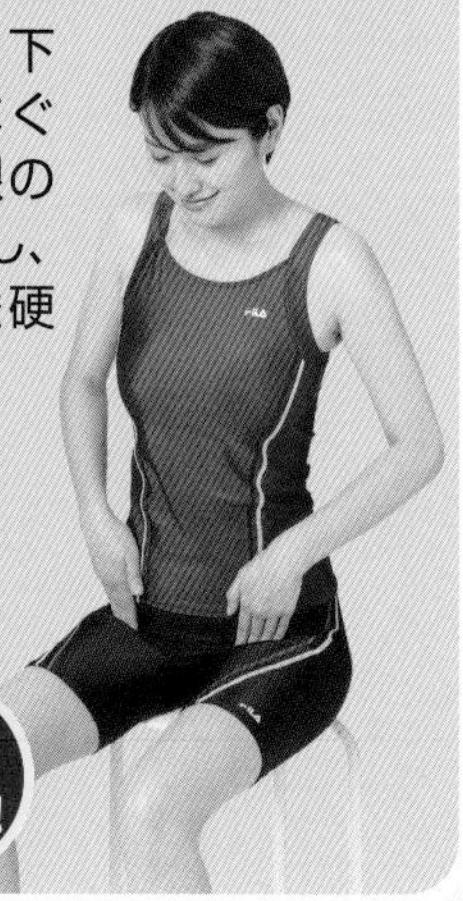

くわしいやり方は48ページへGO！

# 脈が乱れ「飛ぶ・速くなる・遅くなる」不整脈の予防改善に役立つ！

## 1分体操❷-1　1分横隔膜ブレス ▶心房粗動・心房細動・上室頻拍・期外収縮

### 座って行う場合

イスに座り、おなかが膨らむのを意識して深い呼吸をくり返すだけ！

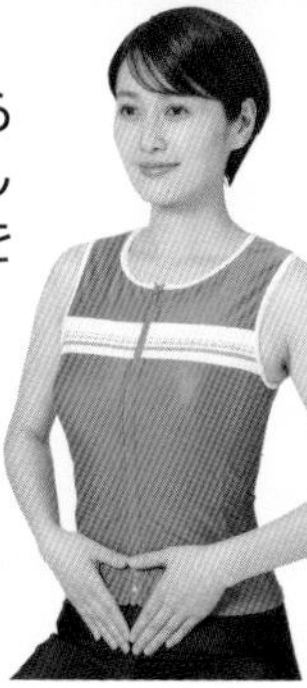

くわしいやり方は 56ページへGO！

### 寝て行う場合

あおむけに寝て、おなかが膨らむのを意識して深い呼吸をくり返し自律神経を整える。

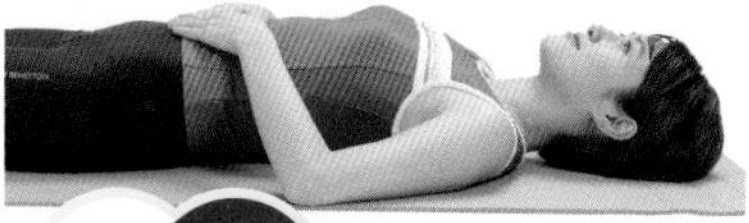

くわしいやり方は 54ページへGO！

## 1分体操❷-2　呼吸筋ストレッチ ▶心房粗動・心房細動・上室頻拍・期外収縮

### 腕突き出し

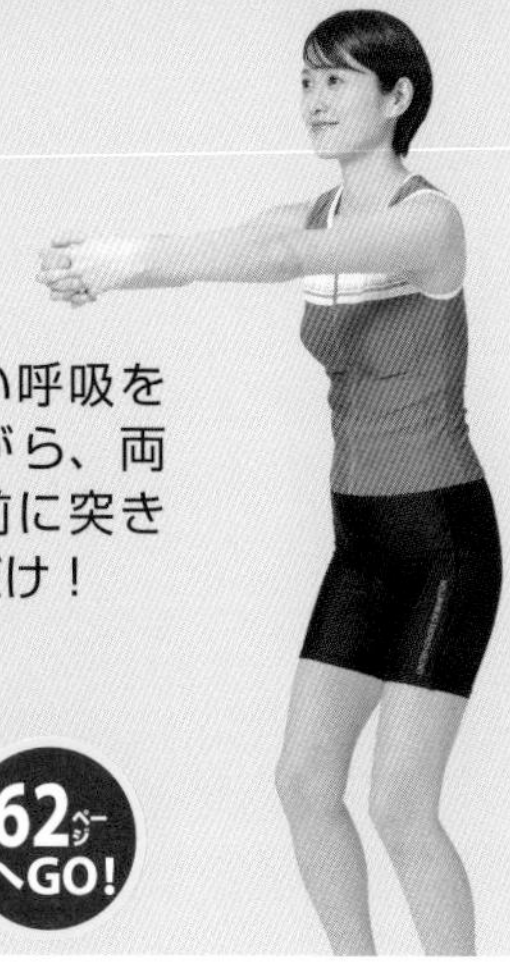

深い呼吸をしながら、両腕を前に突き出すだけ！

くわしいやり方は 62ページへGO！

### 腕突き上げ

深い呼吸をしながら、両腕を頭上に突き上げて呼吸筋を鍛える。

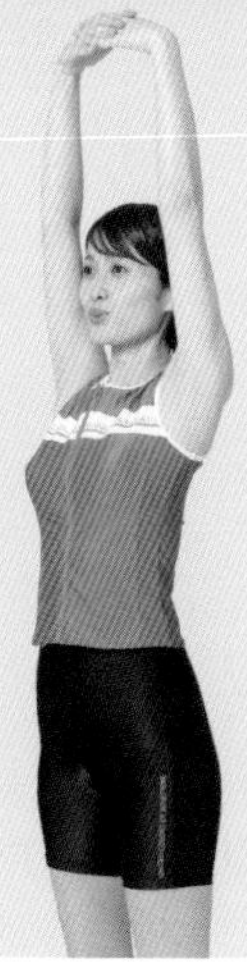

くわしいやり方は 60ページへGO！

# あなたに最適の「１分体操」一覧 2

## １分体操❸ １分心臓ヨガ▶心房細動・心房粗動・上室頻拍

### 胸開きのポーズ

あぐらをかくように座り、両腕を前に突き出して呼吸したあと、両腕を後頭部に当て胸を開いて4回呼吸をくり返す。

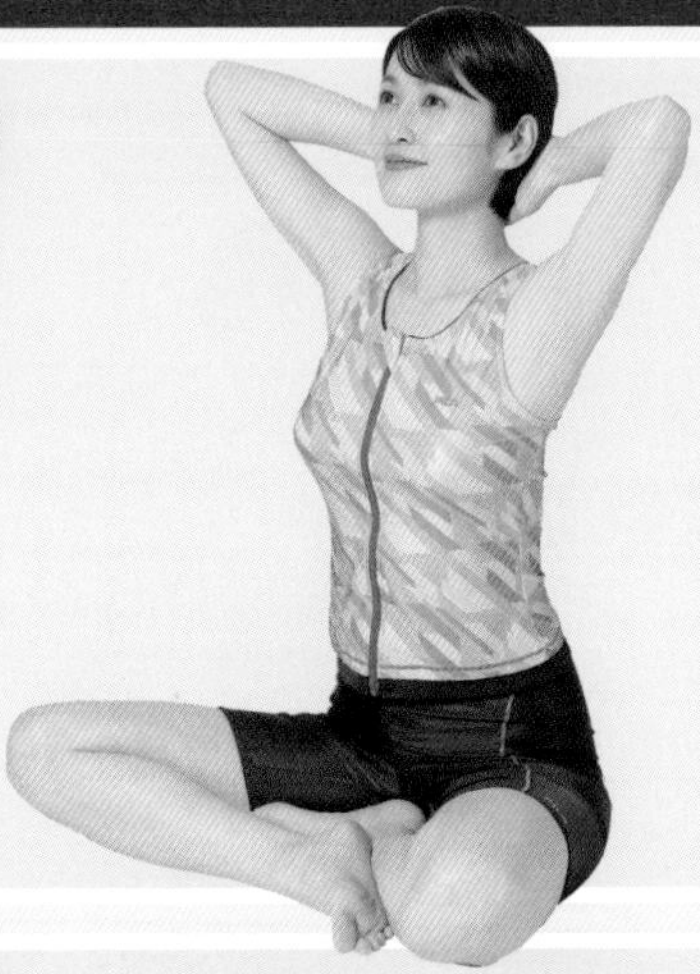

くわしいやり方は74ページへGO!

### 尻上げのポーズ

肩〜腰の中心〜ひざ頭が一直線になるようにお尻を持ち上げるだけ！

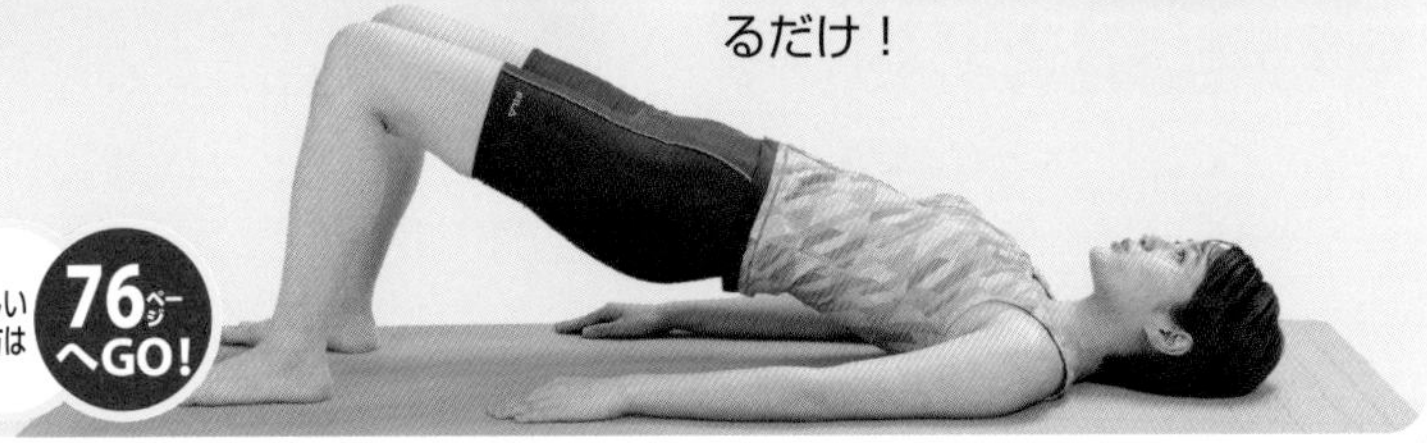

くわしいやり方は76ページへGO!

### 腹ねじりのポーズ

両ひざを胸に引き寄せた状態で左右に倒し、おなかをねじるだけ！

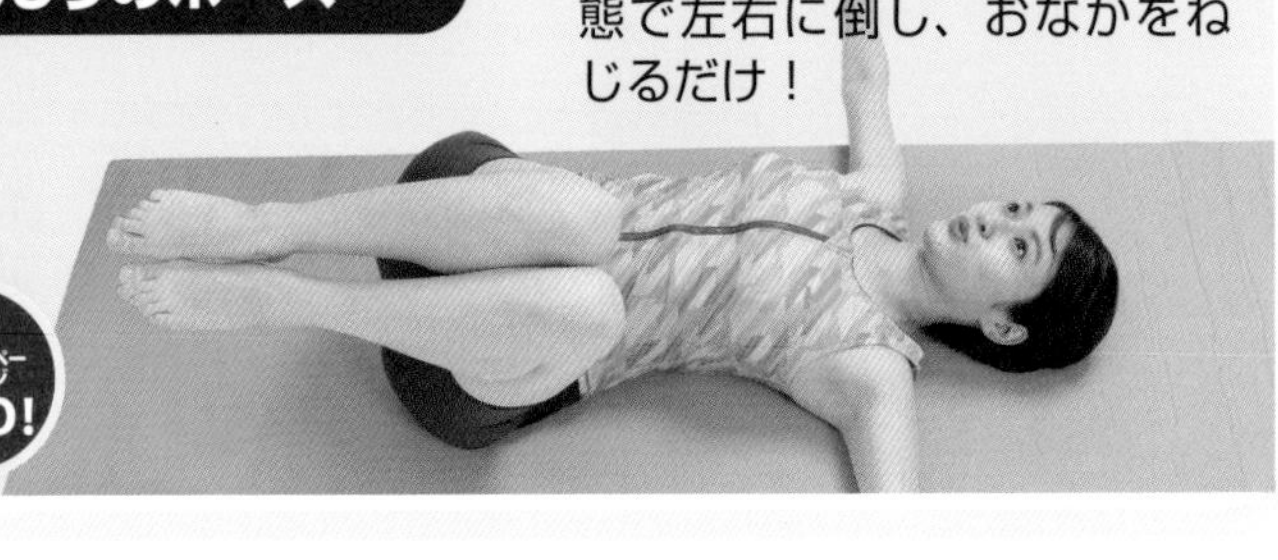

くわしいやり方は78ページへGO!

# 脈が乱れ「飛ぶ・速くなる・遅くなる」不整脈の予防改善に役立つ！

## 1分体操❹　バルサルバ法▶上室頻拍の発作

### 発作時の緊急対処法

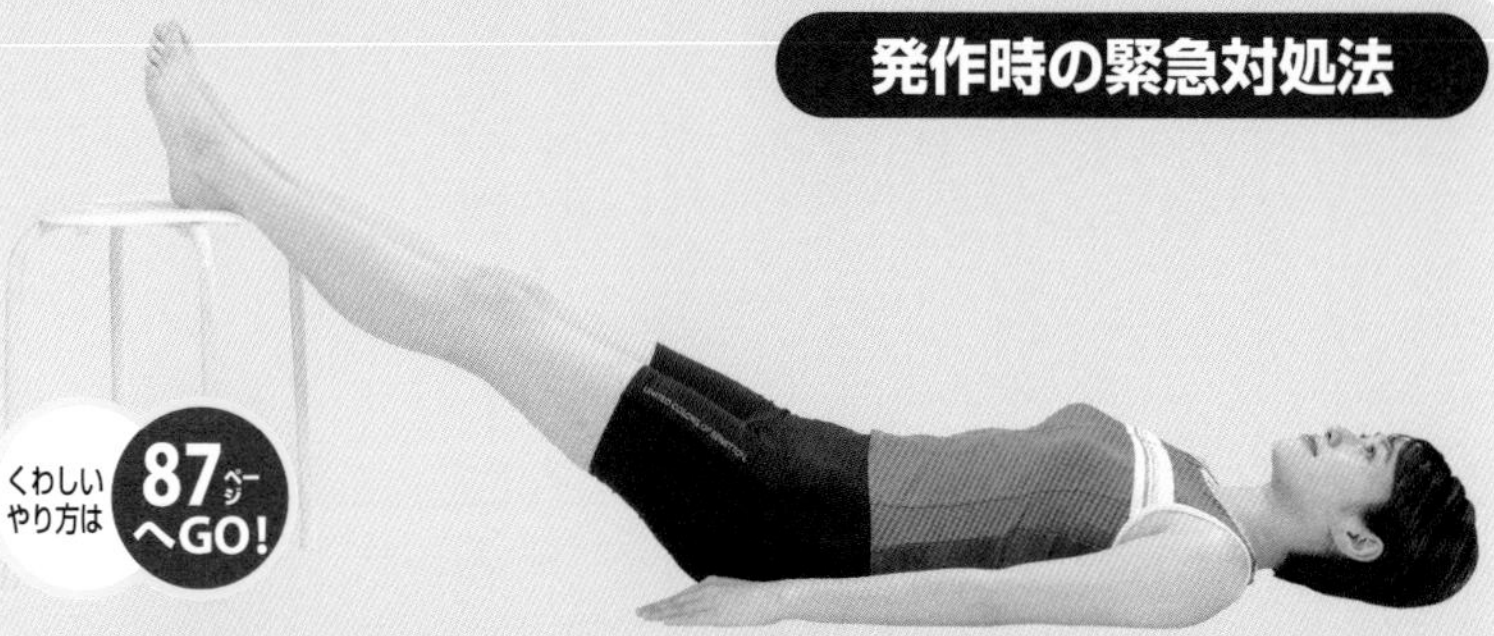

くわしいやり方は87ページへGO!

上室頻拍の発作が起こったら、座って息を15秒間止めたあと、足を約45度まで持ち上げる。従来のバルサルバ法の効力アップ法！

## 1分体操❺　心臓リハビリ▶心不全・狭心症・心筋梗塞

### 筋力トレーニング

片足上げ、片ひざ上げなどの4種の運動で、お尻や太ももの筋肉を鍛える。

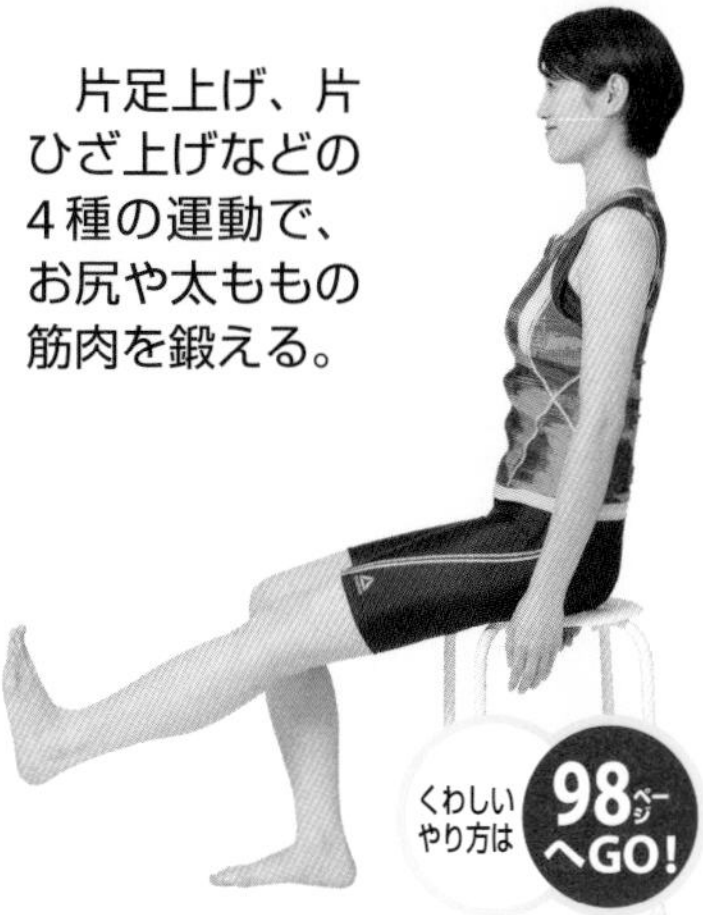

くわしいやり方は98ページへGO!

### 有酸素運動

ウォーキングなどの有酸素運動を行う。

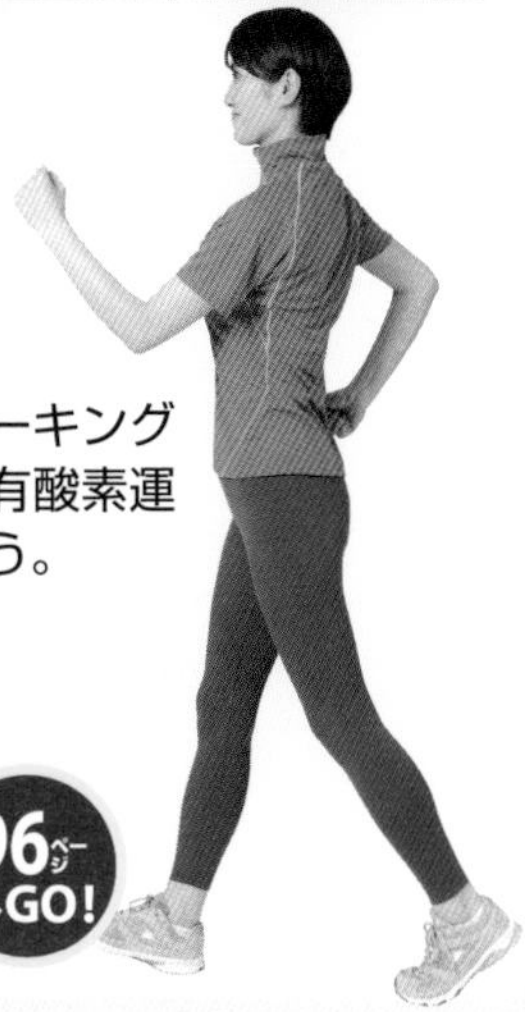

くわしいやり方は96ページへGO!

# 目次

## 第3章 1分体操②

## 脈が速くなる「頻脈性不整脈」の息切れ・動悸が続々改善!
## 脈が飛ぶ「期外収縮」も退く!自律神経正しの「1分横隔膜ブレス」

東邦大学医療センター大橋病院元講師 坂田隆夫 

## 第4章 1分体操③ 突然死も招く不整脈「心房細動」の発作が45%減！欧米実証のヨガ効果！

## 胸痛や胸苦しさが消える人続出の「1分心臓ヨガ」

はしもと内科外科クリニック院長
橋本和哉

## 第7章 生活セルフケア 起床時の動悸発作を防ぐ脈正しアロマ、不整脈も動脈硬化も退ける血管若返り入浴など「強心生活24時」

杏林大学医学部名誉教授 石川恭三ほか

最新情報

# 序章

# 運動不足やストレス、心肺の衰えによる不整脈の多発がいま心配で、防ぐには心臓を守る血管・筋肉と脈を調節する自律神経の強化が肝心

※掲載順

18〜22ページ・24ページ
日本医科大学大学院医学研究科
循環器内科学分野教授
清水　渉

23ページ
杏林大学医学部
名誉教授
石川恭三

# 生活環境《》激変で習慣の心肺機能や自律神経が衰え不整脈発作を起こす人がいま多く生活リズムをまず整えよ

脈（脈拍）は、心臓が全身に血液を送り出すときに生じるリズムです。そのため、脈のリズムが乱れて不整脈の発作が起こると、多くの人は心臓に異常が起こったのではないかと心配します。実際に、心筋梗塞《こうそく》や狭心症といった基礎心疾患《しっかん》（心臓病）に伴って不整脈が起こるケースは珍しくありません。ほかにも、高血圧・糖尿病・睡眠時無呼吸などの併存疾患や肺疾患、甲状腺《せん》機能異常のある人には不整脈が起こりやすいことがわかっています。

また、**不整脈は病気に伴って誘発されるだけでなく、加齢やストレス、体質、疲労、喫煙、過度な飲酒、睡眠不足などが誘因となって起こることもあります。**

**とりわけ、ストレスは不整脈を招く重大な誘因といえるでしょう。ストレスを感じると、心臓や血管の働きを支配している自律神経（意志とは無関係に血管や内臓の働きを支配する神経）が乱れ、不整脈が発生するのです。**

心臓のリズムは、自律神経のうち、体を活発にする交感神経によってコントロ

## 生活環境の変化で不整脈が急増中

ールされています。適度なストレスは、交感神経を刺激して心臓の拍動を正常に促しますが、強いストレスを長期にわたって受けつづけると交感神経がうまく働かなくなって脈が乱れやすくなるのです。

**ストレスの原因はさまざまですが、2020年から続く新型コロナウイルスの感染拡大（コロナ禍《か》）による生活リズムの乱れが多くの人を精神的に追いつめていることは間違いないでしょう。**

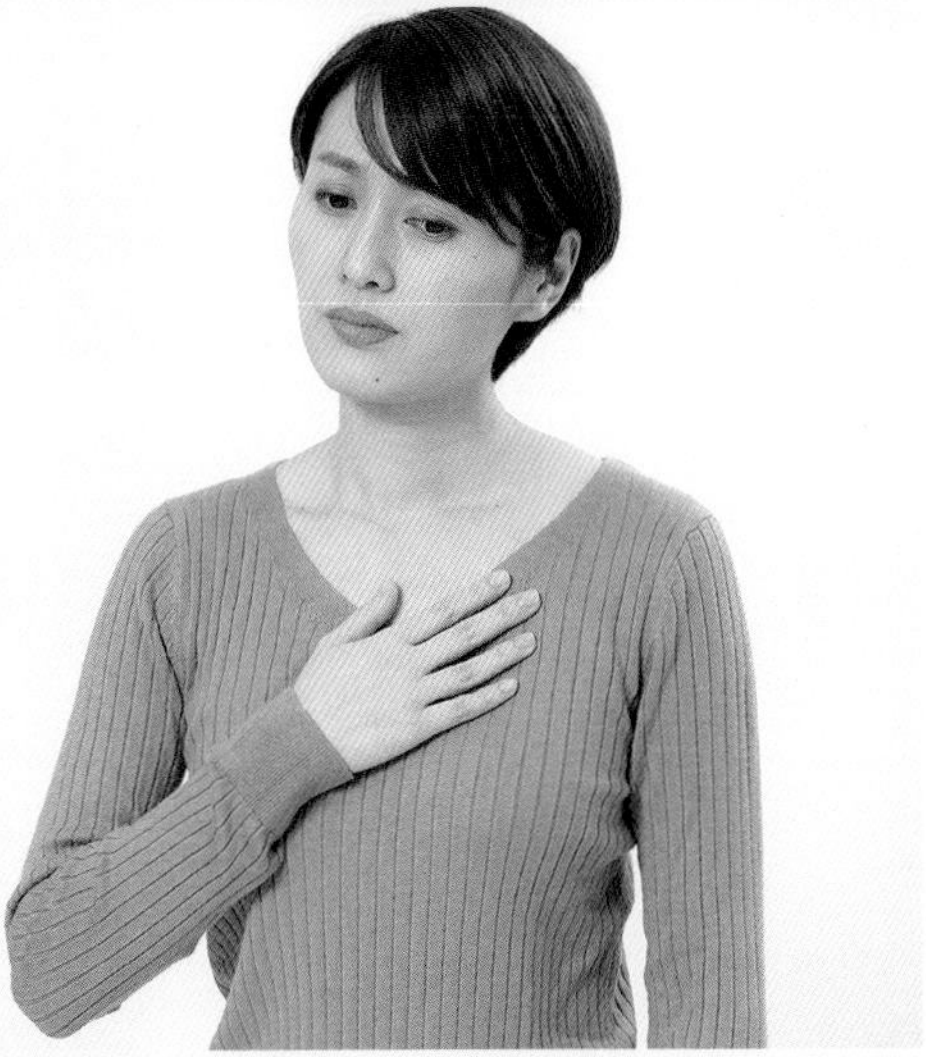

**新型コロナウイルスの感染拡大によって生活環境・習慣が激変したことで、ストレス性の不整脈に悩まされる人が急増している。**

コロナ禍で日常生活が制限され、マスクの着用、手指の消毒、リモートワークが常識となり、私たちの生活環境や習慣は大きく変わりました。また、ウイルス感染の不安、長引く自粛生活でうつ症状に陥る人も少なくありません。

こうしたコロナ禍のストレスが積み重なり、不整脈を起こす人がいま急増しているのです。

# 不整脈はコロナ重症化を招く基礎疾患とはいえないが高血圧や狭心症などの心臓の持病があれば要注意で放置は禁物

すでに、日本をはじめ世界各国で新型コロナウイルス感染症（以下、新型コロナ）のワクチン接種が進展しており、感染拡大に歯止めがかかることが期待されています。しかし、新種の変異株が次々と登場しており、感染すると重症化しやすい要因や基礎疾患《しっかん》（左㌻の表参照）のある人は引き続き細心の注意が必要です。

では、不整脈の人が新型コロナに罹患《りかん》した場合、重症化する危険性はあるのでしょうか。答えは、ノーでもあり、イエスでもあります。

まず、**心筋梗塞《こうそく》や狭心症などの基礎心疾患のない人に認める多くの不整脈はあまり病的なものではなく、新型コロナの重症化とはほとんど無関係です。**そもそも、不整脈は成人の約9割に起こるといわれており、主な原因は18〜19㌻でも説明したストレスなどによるものと考えられています。特に、期外収縮（心房《しんぼう》性）のように脈がたまに乱れる不整脈は、ある一定の年齢になれば誰にでも起こるので、それほど心配することはないでしょう。

ただし、心筋梗塞や狭心症などの基礎心疾患に伴って起こる不整脈は要注意です。厚生労働省によると、新型コロナの重症化リスクの高い要因として基礎心疾患や、そのリスク因子となる糖尿病、高血圧、BMI（肥満指数）が30以上の肥満があげられています。ですから、基礎心疾患のある人はもちろんですが、高血圧や糖尿病、肥満の人で不整脈に悩まされている場合は、新型コロナの重症化の危険が大きいといえます。

### 新型コロナの重症化を招く主な要因

| |
|---|
| ● 心血管疾患（狭心症・心筋梗塞などの基礎心疾患） |
| ● 糖尿病（悪い生活習慣で発症する２型糖尿病） |
| ● 高血圧 |
| ● 脂質異常症 |
| ● BMI（肥満指数）30 以上の肥満 |
| ● 慢性腎臓病 |
| ● 慢性閉塞性肺疾患（COPD） |
| ● 喫煙 |
| ● 妊娠後期 |
| ● 65 歳以上の高齢者 |
| ● 悪性腫瘍（ガン） |
| ● 固形臓器移植後の免疫不全 |

厚生労働省「新型コロナウイルス感染症の“いま”に関する11の知識」「新型コロナウイルス感染症 COVID-19 診療の手引き 第5.3版」より

また、厚生労働省は慢性腎臓《じんぞう》病、慢性閉塞《へいそく》性肺疾患（COPD）、喫煙、妊娠後期なども重症化リスクの高い要因としています。このうちCOPDは、不整脈を直接的に引き起こす原因の一つです。

不整脈の人は、自分の基礎心疾患やリスク因子をチェックすることが重要といえます。

# 「不整脈なら安静を」は誤解で、適度な運動を行えば心臓の機能にプラスに働《はたら》いて不整脈の発作が減ることもある

不整脈の症状が現れると、心臓に負担をかけてはいけないと考えて、安静を心がける人が多いと思います。実際に今から20年ほど前まで、心筋梗塞《こうそく》などの基礎心疾患《しっかん》を抱えている人は、体を動かさないことが治療の基本でした。

ところが近年は、心臓病の患者さんであっても特別な合併症がないかぎり、適度な運動がすすめられています。というのも、運動を行うことで心臓の機能が回復したり、自律神経のうち体を休ませる副交感神経が優位になって心臓の負担が軽減したりすることが判明したからです。

運動を行ったからといって不整脈が消失するわけではありません。

しかし、体の活動量が増えれば肥満を予防・改善したり、自律神経のバランスを整えたりすることができ、心臓の健康にとって大いにプラスになります。日ごろから適度な運動を心がけることによって、二次的に不整脈の発作が減ることもあります。

# 不整脈を防ぐには心臓を守る血管・筋肉や脈を調節する自律神経を鍛える「1分体操」が簡単で効果大

現在、心臓病の患者さんが社会復帰をめざして取り組む「心臓リハビリテーション」では、運動療法が大きな比重を占めています。運動を適度に行うことで脈を調節する自律神経のバランスが整えられるとともに、血管・筋肉が鍛えられて心臓も強化されるのです。

## 1分体操で不整脈を改善

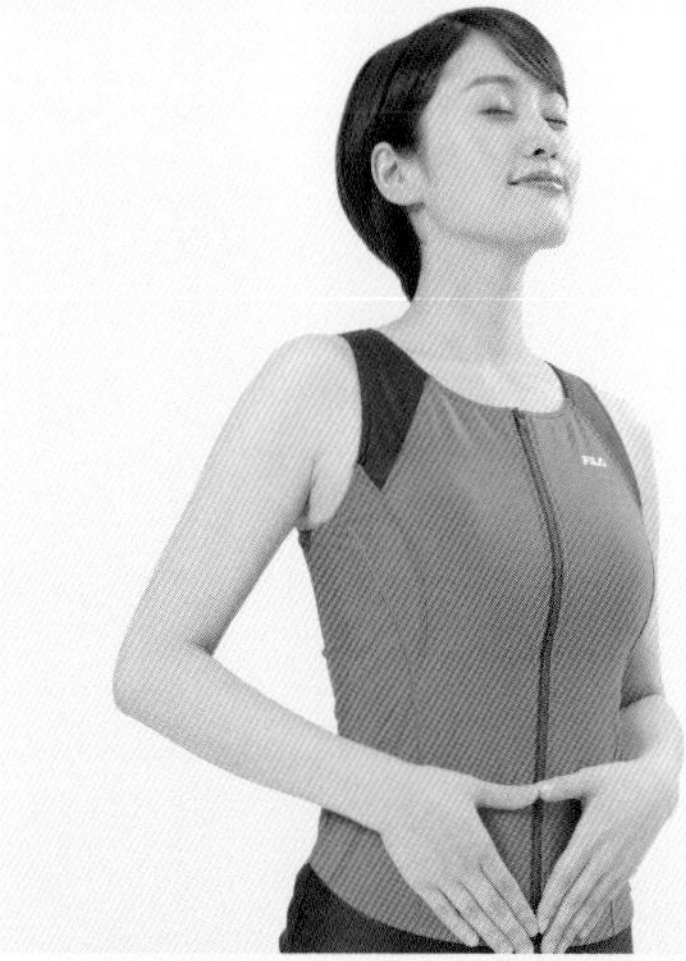

1分体操をやれば自律神経が整い、血管や筋肉も鍛えられ、脈が安定する。

本格的な心臓リハビリテーションでは、専門医が作成した運動プログラムを行いますが、不整脈の改善が目的なら簡単なセルフケアでも十分な効果が期待できます。

本書で紹介する「1分体操」は、不整脈の人でも安全に実行できるセルフケアです。ぜひ試してみてください。

# 進行した危険な不整脈でも治せる最新治療が続々登場し、心房細動なら70～80％、上室頻拍なら90％以上根治

かつて頻脈性不整脈（通常よりも脈がかなり速い状態になる不整脈）の治療は、抗不整脈薬による薬物療法が中心でした。現在では、ほかにも治療の選択肢《し》が増えており、治療成績も大幅に向上しています。

**中でも画期的なのは、カテーテル電極という細い電極を血管から心臓に入れ、不整脈の原因となる部位を高周波エネルギーで焼灼《しょうしゃく》する「高周波カテーテルアブレーション」の登場でした。この治療法は、日本では1994年に公的医療保険の適用となり、今や広く普及しており、発作性上室頻拍は90％以上、心房《しんぼう》細動も70～80％程度は根治できるようになっています。**

ほかにも、心筋梗塞《こうそく》に伴う致死率の高い心室頻拍や心室細動の患者さんの場合は、発作が起こるとこれを感知して電気ショックで発作を停止させる「植え込み型除細動器」（ＩＣＤ）が広く使われています。このＩＣＤのおかげで、危険な不整脈を抱えている人でも、突然死を未然に予防できるようになっています。

# 第1章

# あなたの不整脈のタイプ・危険度を再確認！自分に最適の自力ケア法もわかる「1分チェック」

※掲載順

26～33ページ
杏林大学医学部名誉教授
石川恭三

34～38ページ
東京慈恵会医科大学循環器内科教授
山根禎一

# 胸のドキドキ、息切れ、だるさなど自覚症状から不整脈のタイプも危険度も自力ケア法もわかるチェック表

不整脈には、緊急の処置が必要なものがある一方、ほうっておいて大丈夫なものもあり、対処法は多種多様です。

**主な不整脈のタイプは、安静時に脈が標準より速いタイプの「頻脈」**（毎分100回以上：通常は50～100回）、**遅いタイプの「徐脈」**（脈が毎分50回未満）、**脈が不規則なタイプの「期外収縮」の3種類に分けられます。**頻脈には心房《しんぼう》細動、上室頻拍、心房粗動などがあり、徐脈には洞不全《どうふぜん》症候群などがあります。

自覚症状として、胸のドキドキ（動悸《どうき》）が一般的ですが、胸痛、胸のモヤモヤ（違和感）、息切れ、めまい、だるさなどが認められることもあります。とはいえ、不整脈が起こっていても自覚症状のない場合が多く、自分が不整脈であることに気づかない人もたくさんいます。

**不整脈が疑われる人は、左ページの不整脈のタイプや危険度がわかる診断チャートで、自己チェックしてみてください。**

## 不整脈のタイプや危険度がわかる診断チャート

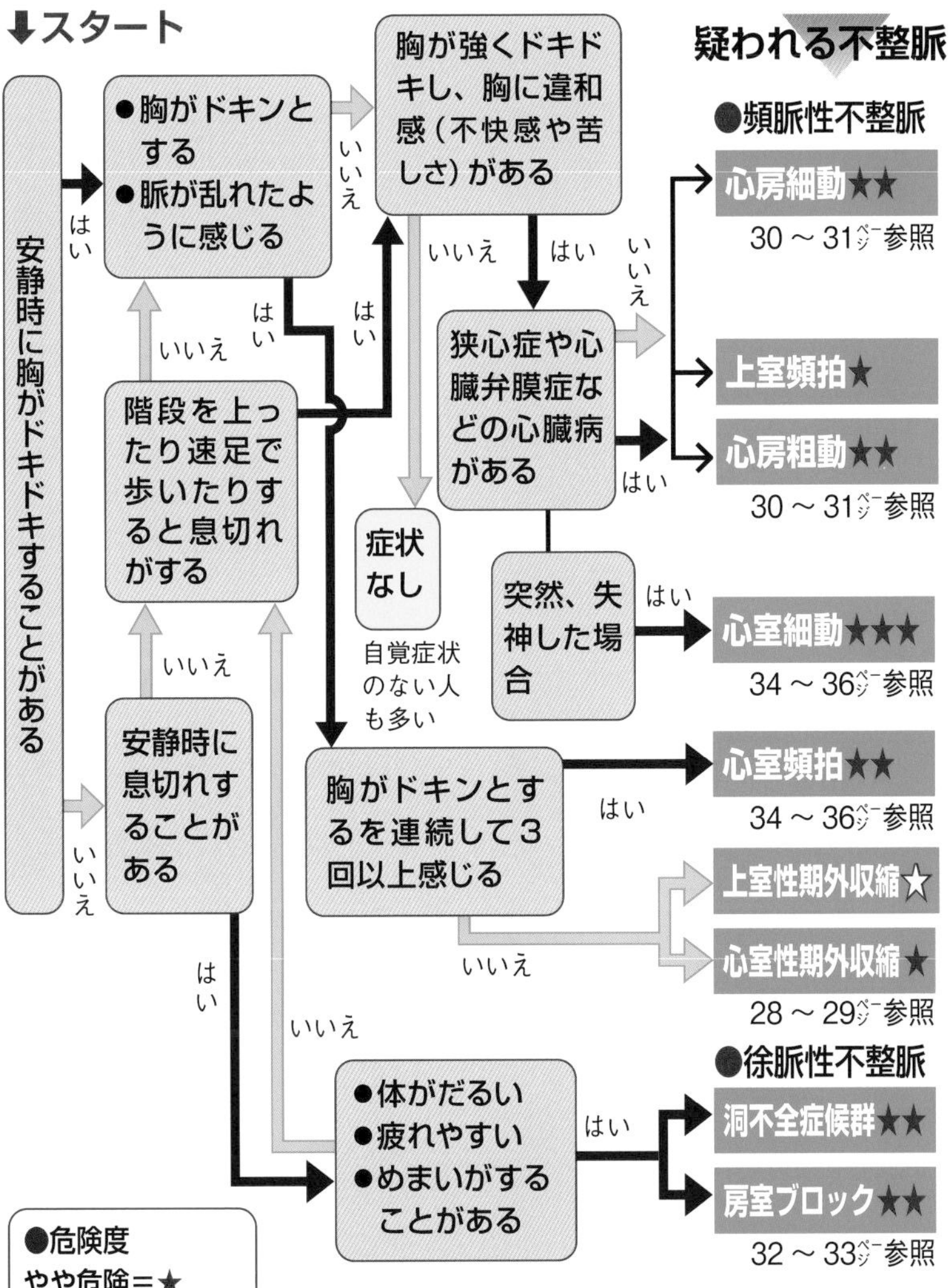


●危険度
やや危険＝★
かなり危険＝★★
最も危険＝★★★
ほぼ問題なし＝☆

※このチャートは、あくまでも目安です。不整脈は自覚症状のない人も多く、症状がある人も感じ方が人それぞれ違うため、正確な診断には医師の診察が必要になります

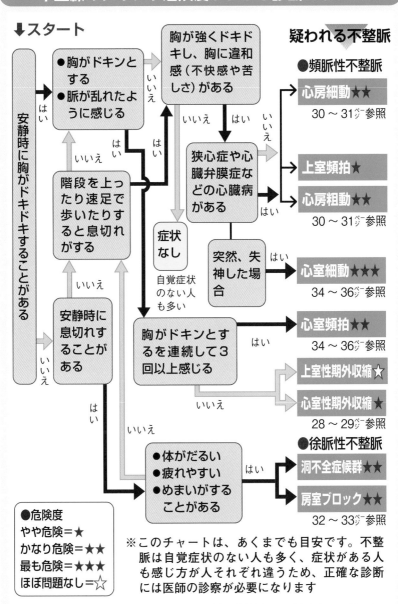

# 脈のリズムが乱れて飛ぶ「期外収縮」は大半が心配不要だが、心臓の下部「心室」に起こるタイプなら要精密検査

**脈が飛ぶ、抜ける、心臓がドキンと感じるなどの症状の多くは「期外収縮」というタイプの不整脈です。**

不整脈は、右心房《しんぼう》付近にある洞結節《どうけつせつ》が発する電気信号が乱れることで起こります。心臓がリズムよく拍動（収縮と拡張）をくり返せるのは、洞結節の働きのおかげですが、電気信号が乱れると脈の回数やリズムに異常が現れるのです。

**期外収縮は、洞結節から出される電気信号を待たずに別の部位が勝手に電気信号を作り、通常よりも早いタイミングで心臓が動くことで起こります。**期外収縮が出現すると脈が一瞬飛んだり、ドキンという拍動を強く感じたりします。期外収縮でそのような症状が現れるのは、拍動のタイミングがずれて心室に多くたまってしまう血液を、無理に送り出そうとするためです。

期外収縮は、不整脈の中で最も多く、ほとんどの人に起こります。その大半は治療の必要がないものですが、まれに危険な不整脈になりやすいことがあるので

注意しなければなりません。

期外収縮には、心房で異常な電気信号が発生する「上室性期外収縮」（心房性期外収縮・房室接合部性期外収縮）と、心室で異常な電気信号が発生する「心室性期外収縮」があります。このうち要注意なのが、心室性期外収縮です。

狭心症などの心臓病がある人は、心室性期外収縮を放置してはいけません。危険な不整脈の心室頻拍や心室細動などに移行してしまうこともあるので、注意が必要です。

## 期外収縮が起こるしくみと脈拍グラフ

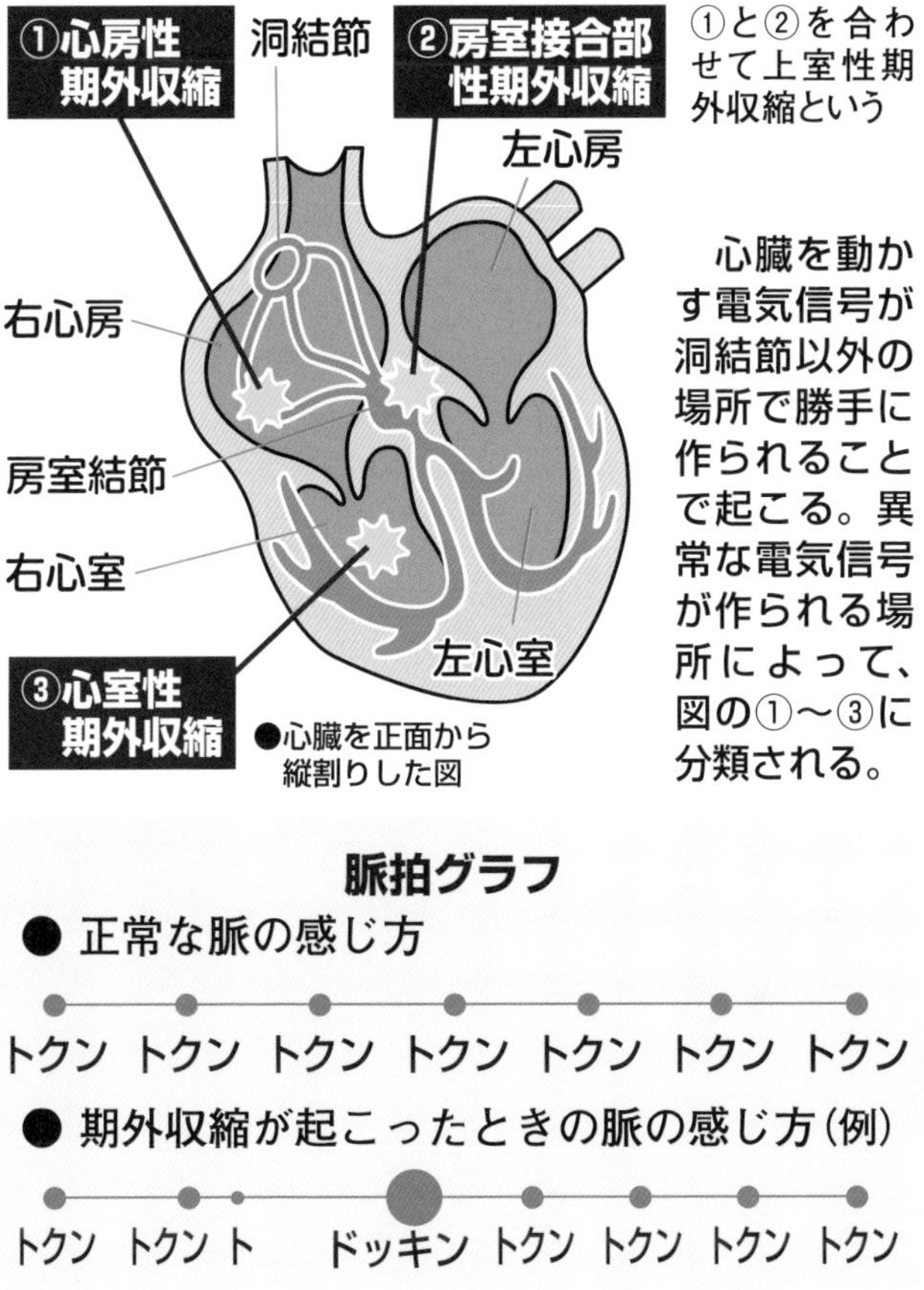

①と②を合わせて上室性期外収縮という

●心臓を正面から縦割りした図
心臓を動かす電気信号が洞結節以外の場所で勝手に作られることで起こる。異常な電気信号が作られる場所によって、図の①～③に分類される。

# 急な動悸や胸苦しさは脳梗塞も招く「心房細動」「心房粗動」「上室頻拍」のサインで、患者は実に100万人超

**急に胸のドキドキ（動悸《どうき》）やモヤモヤ（不快感）、胸苦しさといった症状が現れたら、上室性不整脈の一種である「心房細動《しんぼうさいどう》」の可能性が高いでしょう。**

**心房細動は、心臓の上部にある心房が細かく震えるように動き、拍動が不規則になる不整脈です。心房細動が起こると心房は震えてけいれん状態に陥り、心拍数は毎分120～200回以上（通常は50～100回）に達します。**

**心房細動は数分で治まることもありますが、長く続くと脳塞栓症《そくせんしょう》（いわゆるKO《ノックアウト》型脳梗塞《こうそく》）を招く危険が大きくなります。**というのも、心房細動が続くと心房内の血液がよどんで血栓（血液の塊）ができ、脳の血管に運ばれてつまることがあるからです。実際に、脳梗塞の3割は心房細動が原因といわれています。

心房細動が起こる原因ははっきりとわかっていませんが、心房の老化現象という説が有力です。患者さんは50代から増えはじめ、その後は10歳ごとに発症率が約2倍ずつ増えると考えられています。また、心房細動は心筋症や弁膜症などの

## 心房細動が起こるしくみと脈拍グラフ

心臓病を抱えている人のほか、健康な人にも起こるという特徴があります。

**上室性不整脈には、心房細動のほかに「上室頻拍」と「心房粗動」がありま す。このうち、上室頻拍は、強い動悸を伴うこともありますが、通常はすぐに治まります。**

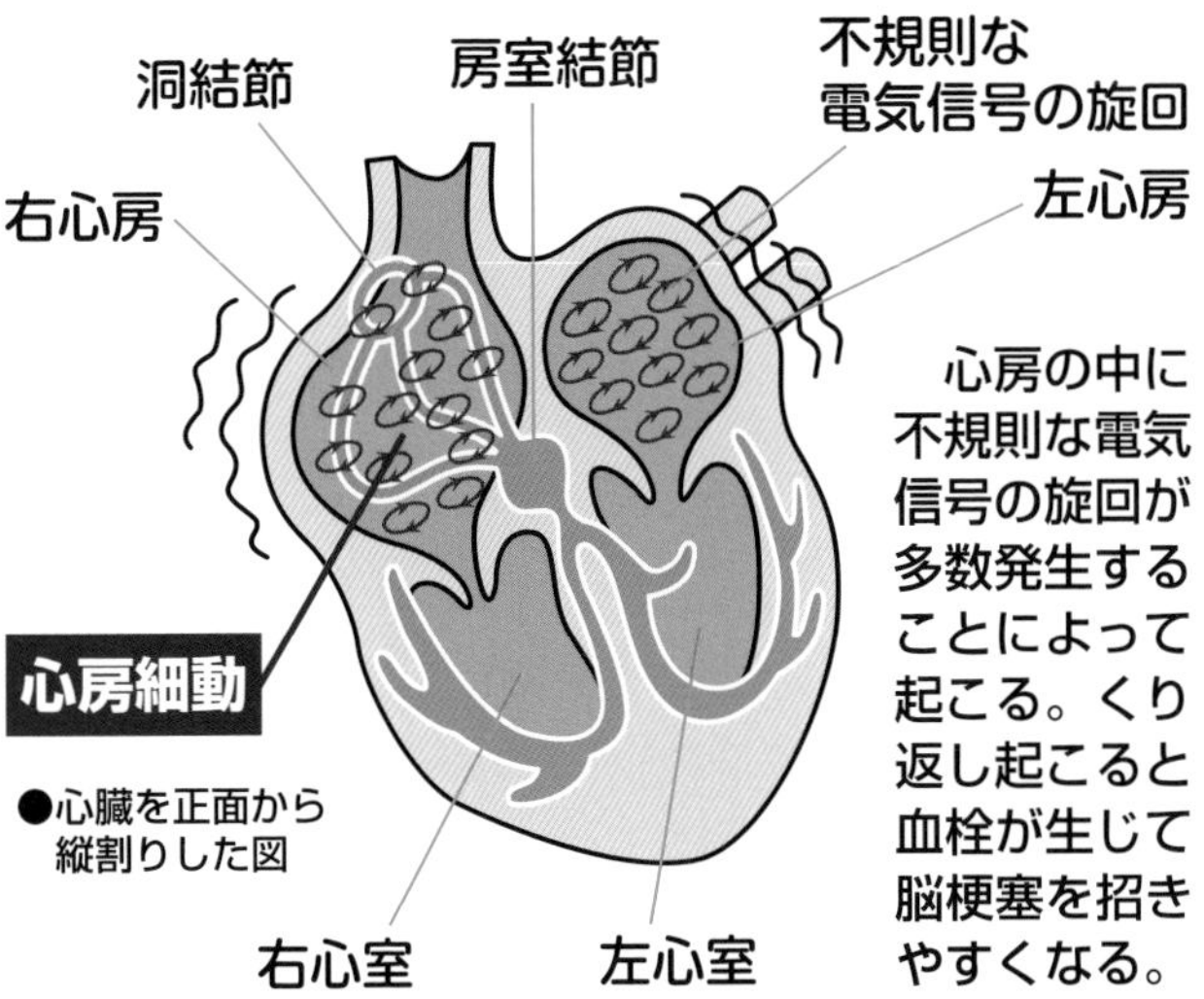

心房の中に不規則な電気信号の旋回が多数発生することによって起こる。くり返し起こると血栓が生じて脳梗塞を招きやすくなる。

●心臓を正面から縦割りした図

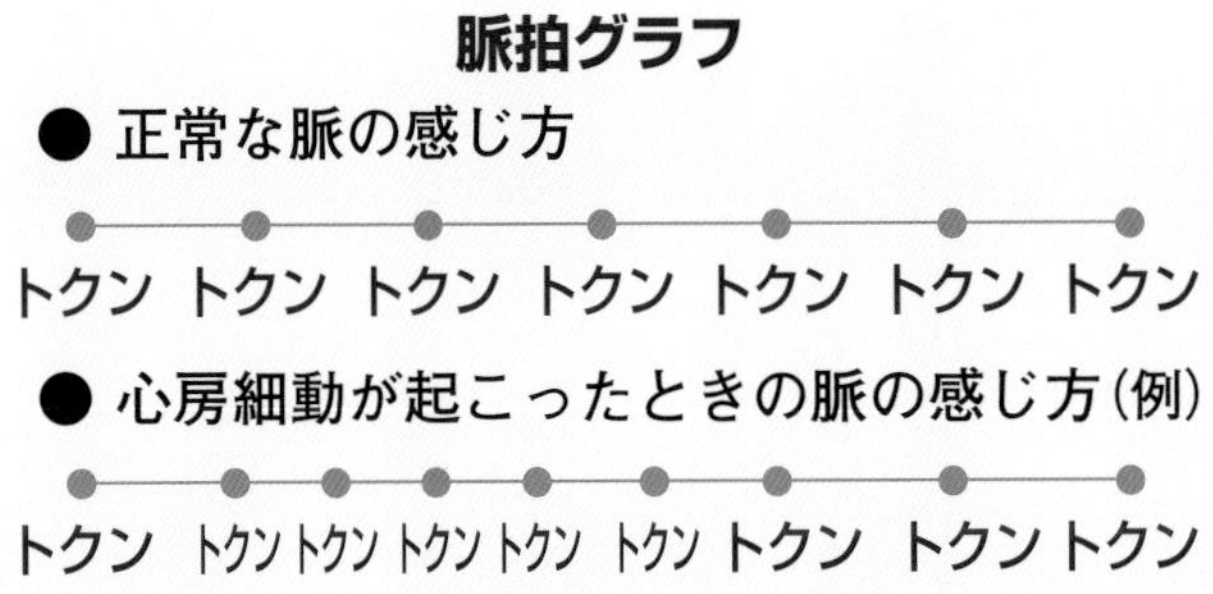


**一方、心房粗動は、心拍数が毎分150〜300回に達し、動悸を自覚することがあります。放置すると心不全を招くことがあるので要注意です。**

国内における上室性不整脈の患者数は、100万人以上といわれています。

# 安静時でも息切れする人は脈が遅くなる「徐脈性不整脈」が疑われ、血流を促す「かかと上げ」で悪化を防げ

不整脈の中で、心臓の拍動が遅くなり、心拍数が毎分50回よりも少なくなるタイプを「徐脈性不整脈」といいます。徐脈性不整脈の代表は、「洞不全《どうふぜん》症候群」と「房室《ぼうしつ》ブロック」です。

まず、洞不全症候群とは、電気信号を発する洞結節《どうけつせつ》の異常によって生じる症状の総称です。具体的には、洞結節から電気信号が出なくなる「洞停止」、電気信号の速度が遅くなる「洞性徐脈」、電気信号が心房に伝わらなくなる「洞房ブロック」などがあります。洞不全症候群が発生すると、心拍数が毎分20～30回まで減って、脳の血流が低下し、めまいや失神を起こすことがあります。

次に、房室ブロックとは、洞結節から発生した電気信号が心房から心室に伝わるまでの間に伝導が遅れたり途絶えたりして、心拍数が減少する状態です。その症状は重症度によりⅠ～Ⅲに分かれ、最も軽いⅠ度に自覚症状はありませんが、Ⅱ度以上になると動悸《どうき》やめまい、息切れ、体のだるさなどの症状が現れます。重

## 洞不全症候群が起こるしくみと脈拍グラフ

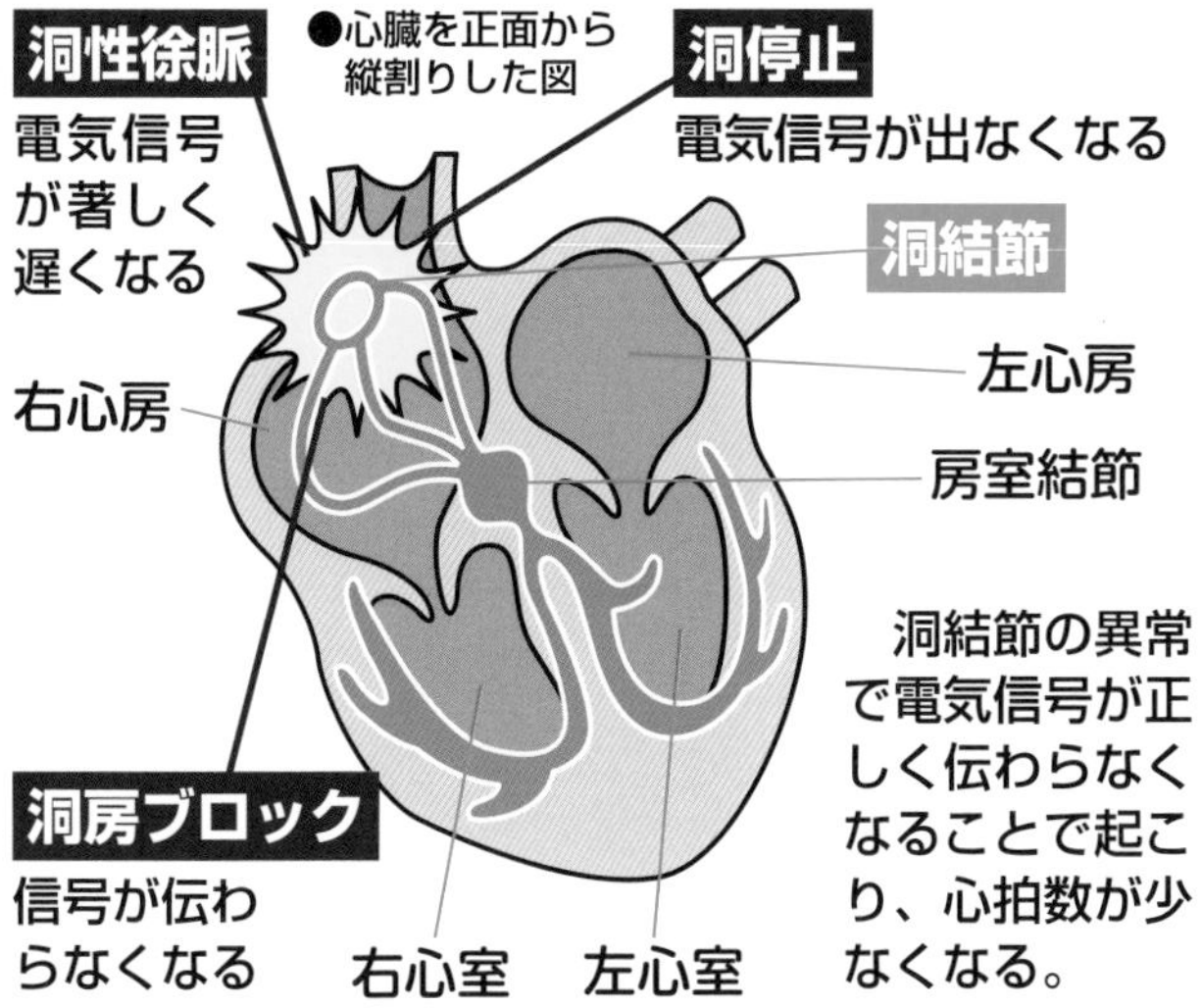

洞結節の異常で電気信号が正しく伝わらなくなることで起こり、心拍数が少なくなる。

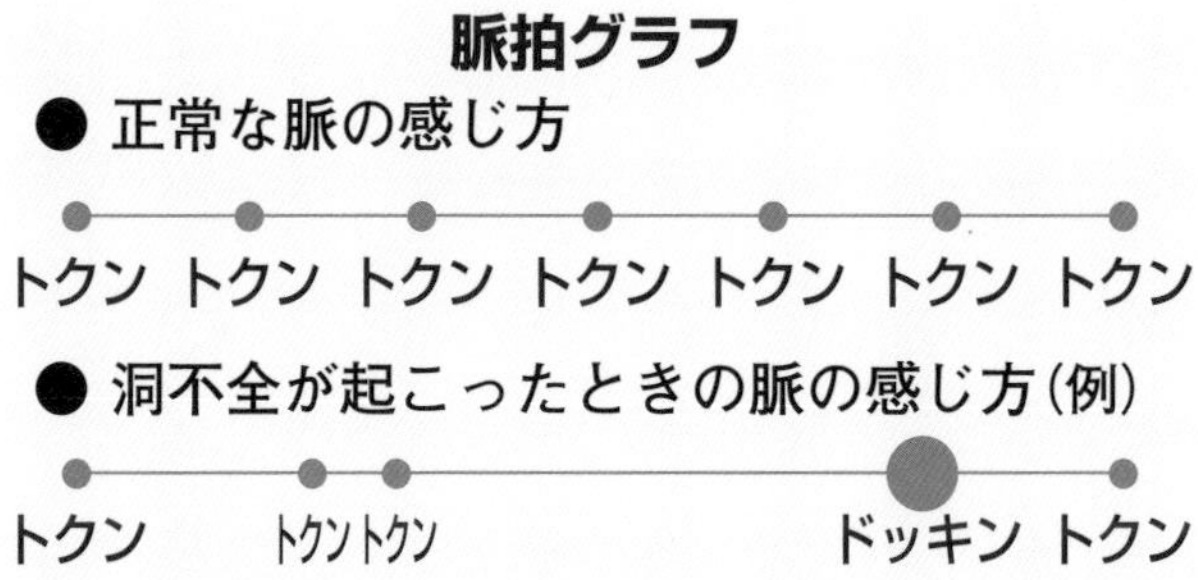


度の場合は、失神や突然死を招くこともあるので注意しなければなりません。

**特に洞性徐脈は、運動不足などの生活習慣の乱れが原因で多発します。そのため、運動不足の解消法として、心臓への負担の軽い有酸素運動がすすめられます。**

**実際に、病院では「かかと上げ」（100ページ参照）などの運動が心臓病のリハビリテーションに取り入れられ、成果を上げています。**かかと上げでふくらはぎの筋肉を動かすと、全身の血流が促され、心臓の働きがよくなると考えられます。

# 息切れに加え胸痛も起こる「心室頻拍」は発作が30秒以上続くと命さえ奪う「心室細動」を招きやすく、要注意点はこれ

全身に血液を送り出す心臓の心室に突然、異常な電気信号が何度も起こり、心室が著しい速さで収縮する不整脈のタイプを「心室頻拍」といいます。これは、主に心室性期外収縮（28〜29ページ参照）が引き金になります。通常、心室性期外収縮が3回以上連続して発生する場合に心室頻拍と診断されます。

心室頻拍が起こると心拍数は毎分150〜200回にも達し、心臓から血液をうまく送り出せなくなるため、息切れや胸痛、動悸《どうき》などの症状が起こります。また、血圧が低下してめまいや意識消失が起こることもあります。このような発作的な症状が起こっても、すぐに治まる「非持続性心室頻拍」で心臓病がなければ、必ずしも治療が必要ではありません。しかし、発作的な症状が30秒以上続く「持続性心室頻拍」の場合には通常、治療を要します。不整脈の中で最も危険なタイプで、突然死を招く「心室細動」に移行することもあるので要注意です。

心室細動が起こると、心室内に非常に速く不規則な電気信号が無数に発生して

旋回し、心室が細かく震えてけいれん状態になります。このとき、心臓からは血液が送り出せなくなり、5～6秒で意識を失い、数分で死に至ります。事実、心室細動が起こった患者さんの多くは、病院に到着する前に心肺停止になり、延命措置で蘇生したとしても脳死状態になってしまうケースが少なくありません。

## 心室頻拍が起こるしくみと脈拍グラフ

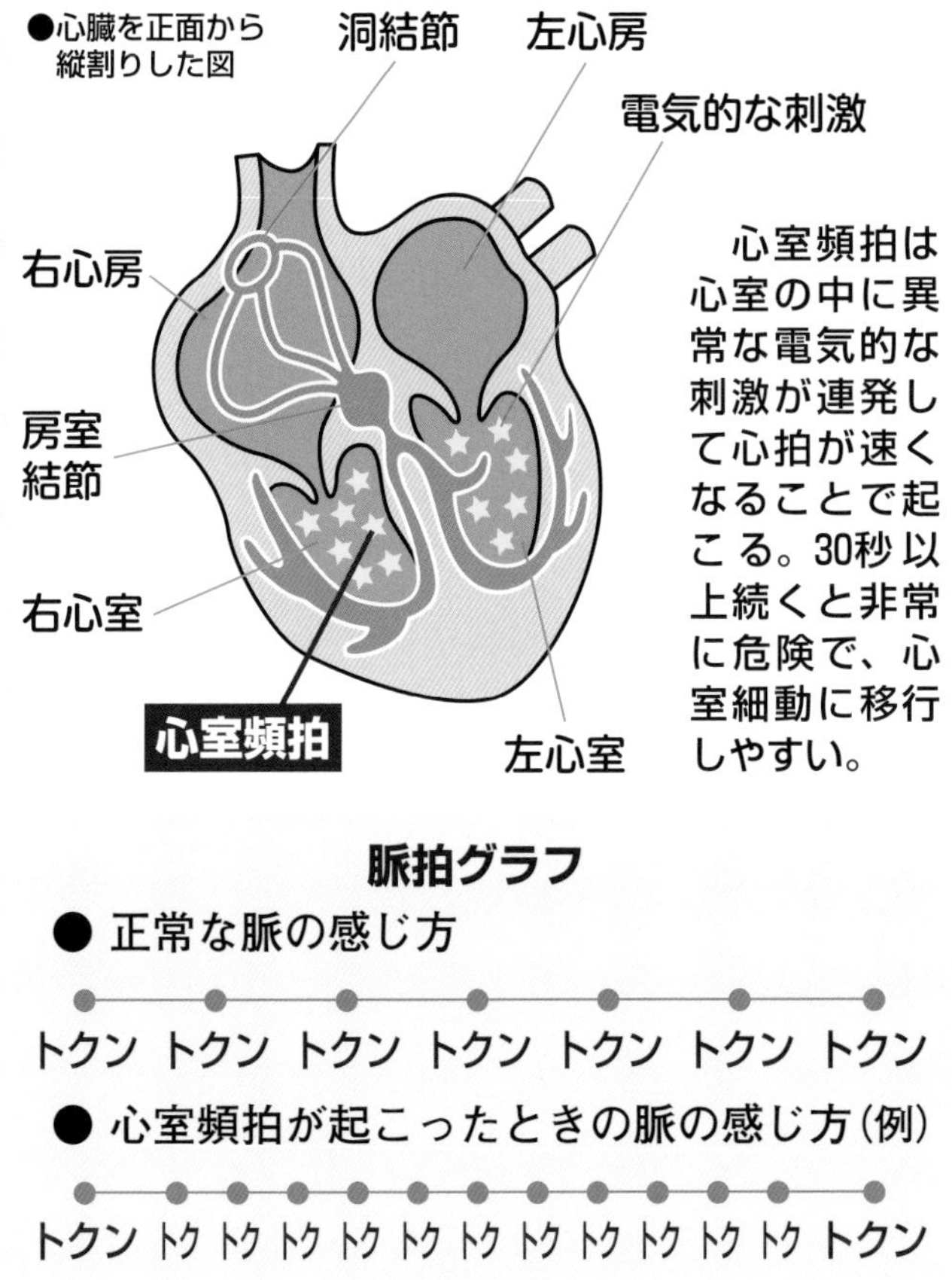

心室頻拍は心室の中に異常な電気的な刺激が連発して心拍が速くなることで起こる。30秒以上続くと非常に危険で、心室細動に移行しやすい。

**心室細動の多くは、心室頻拍をはじめとした不整脈や心臓病の発作で起こります。**実際に、心筋梗塞《こうそく》を発症した人の約1割は、数日以内に心室細動を起こすといわれています。

## 心室細動が起こるしくみ

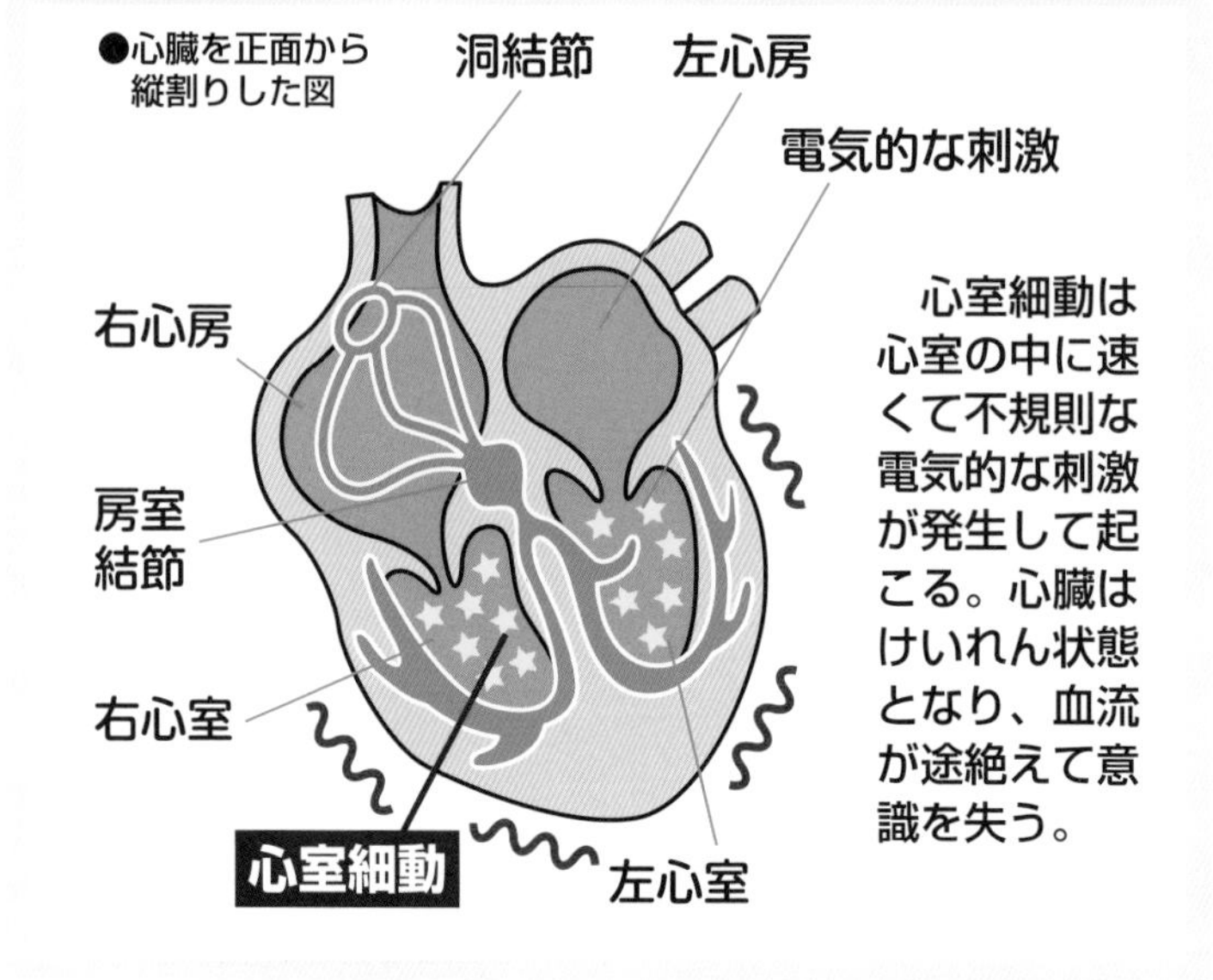

心室細動は心室の中に速くて不規則な電気的な刺激が発生して起こる。心臓はけいれん状態となり、血流が途絶えて意識を失う。

しかし、心臓に異常や疾患を持っていない人であっても心室細動を生じることがあります。これを「特発性心室細動」と呼び、いわゆる「ポックリ病」の主要な原因となっています。

心室細動が起こりやすい時間帯は、深夜から未明、早朝と考えられています。特に、朝は血圧が上昇しやすいため、拍動が速くなり、心臓の負担が大きくなる危険な時間帯といえるでしょう。

心室頻拍や心室細動の発作が起こると、意識がもうろうとして失神することが多いので、周囲の人はすぐに救急車を呼び、心肺蘇生《そせい》やＡＥＤ（自動体外式除細動器）による緊急措置を行うことが肝心。家庭でも可能な救命法（ファミリー＆フレンズＣＰＲ）のトレーニングに参加することも、大切な人の命を救ううえで非常に重要です。

# 不整脈のタイプも隠れた病気の有無もわかる！誰でも簡単に測定できる「脈拍の正しい測り方」

最近は、さまざまな脈拍計が市販されており、ワンタッチで正確に脈拍を測れるようになりました。とはいえ、昔ながらの手指で脈拍を測るやり方を心得ていれば、手もとに脈拍計がないときや緊急のときなどに役立ちます。

手指で脈拍を感じられる体の部位には、手首（橈骨動脈《とうこつ》）、足の甲（足背動脈《そくはい》）、のどぼとけの両わき（総頸動脈《そうけい》）などがあります。ここでは、最も一般的な手首で脈拍を測る方法を説明しましょう。

**まず、手のひらを上に向け、もう片方の手の2指（人さし指・中指）を手首の親指側から前腕寄りのところにそっと触れます。**このとき、強い力で手首に触れると脈拍がわからなくなることがあるので、ソフトに触れることが大切です。

**次に、1分間に脈拍が何回あるのかを数えます。**時計の秒針を見ながら、脈拍を数えましょう。**通常、医療の現場では15秒間だけ脈拍を数え、それに4を掛けます。この計算法で60秒間（1分間）の脈拍数がわかるのです。**例えば、15秒間の脈拍数が16回なら「16×4＝64」で、脈拍数は毎分64回となります。

ちなみに、安静時の正常な脈拍数は毎分50〜100回です。それよりも脈拍数が多ければ頻脈、少なければ徐脈と考えられます。**具体的には、毎分100〜150回以上ならなんらかの頻脈が疑われ、毎分40回未満なら徐脈性不整脈と判定されます。**気になる人は専門の医療機関を受診しましょう。

脈拍を測るときは数をかぞえるだけでなく、「トクン、トクン」というリズムが規則的かどうか、拍動が大きすぎたり小さすぎたりしないか、立ち上がりの速度は一定か、動脈の緊張度が強いか弱いかといったことにも注意を向けましょう。そうすることで、心臓病などの隠れた病気の有無をいち早く察知できます。

## 手首での脈拍の測り方

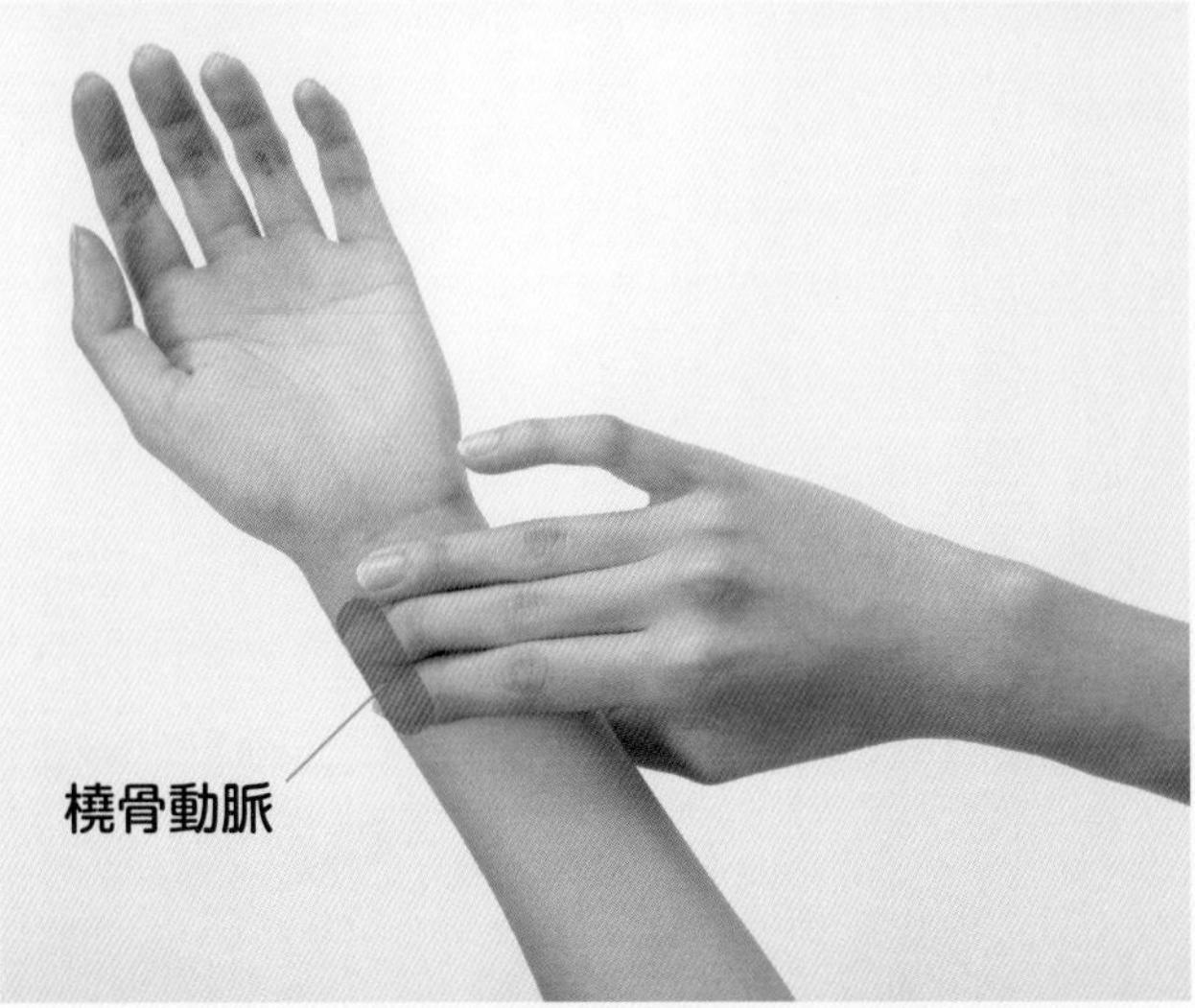


人さし指、中指の２指で手首の親指側から前腕寄りのところに触れ、15 秒間の脈拍数を数える。それに４を掛ければ、１分間の脈拍数がわかる。

# 第2章

## 不整脈の重大原因「動脈硬化」の進行を抑え高い血圧もスッと下がる！大学教授も行う血管若返り体操「1分強心ほぐし」

東京女子医科大学医学部心臓血管外科主任教授
新浪博士

# 年々進む動脈硬化は心臓の衰えを進め危険な不整脈を招く元凶で、防ぐコツは血管を修復する一酸化窒素増やし

**不整脈を招く原因の1つとして動脈硬化、つまり血管の老化があげられます。**

私たちの血管は、加齢による老化や、運動不足・偏った食事などの悪い生活習慣によって血管が硬くなるほか、血管内皮細胞がもろくなって血管壁にプラーク（血管内の隆起）や血栓（血液の塊）が生じて内腔《ないくう》が狭くなります。こうした動脈硬化の進行に伴って心臓の働きが衰え、心筋梗塞《こうそく》や狭心症などの心臓病のリスクが高まり、その前ぶれとしてさまざまなタイプの不整脈が現れるのです。

**実は今から二十数年前に、動脈硬化の進行を抑制し、衰えた血管を若返らせる画期的な発見がありました。それは「一酸化窒素《ちつそ》（NO）」の働きです。一酸化窒素は血管内皮細胞で産生される物質で、血管を柔軟にして広げ血圧を安定させる「血管拡張作用」、傷ついた血管を修復して血栓ができるのを防ぐ「抗動脈硬化作用」を発揮します。**この事実を明らかにした「一酸化窒素の生体内機能について」という研究は、1998年にノーベル生理学・医学賞を受賞しています。

## 血管を若返らせる一酸化窒素の働き

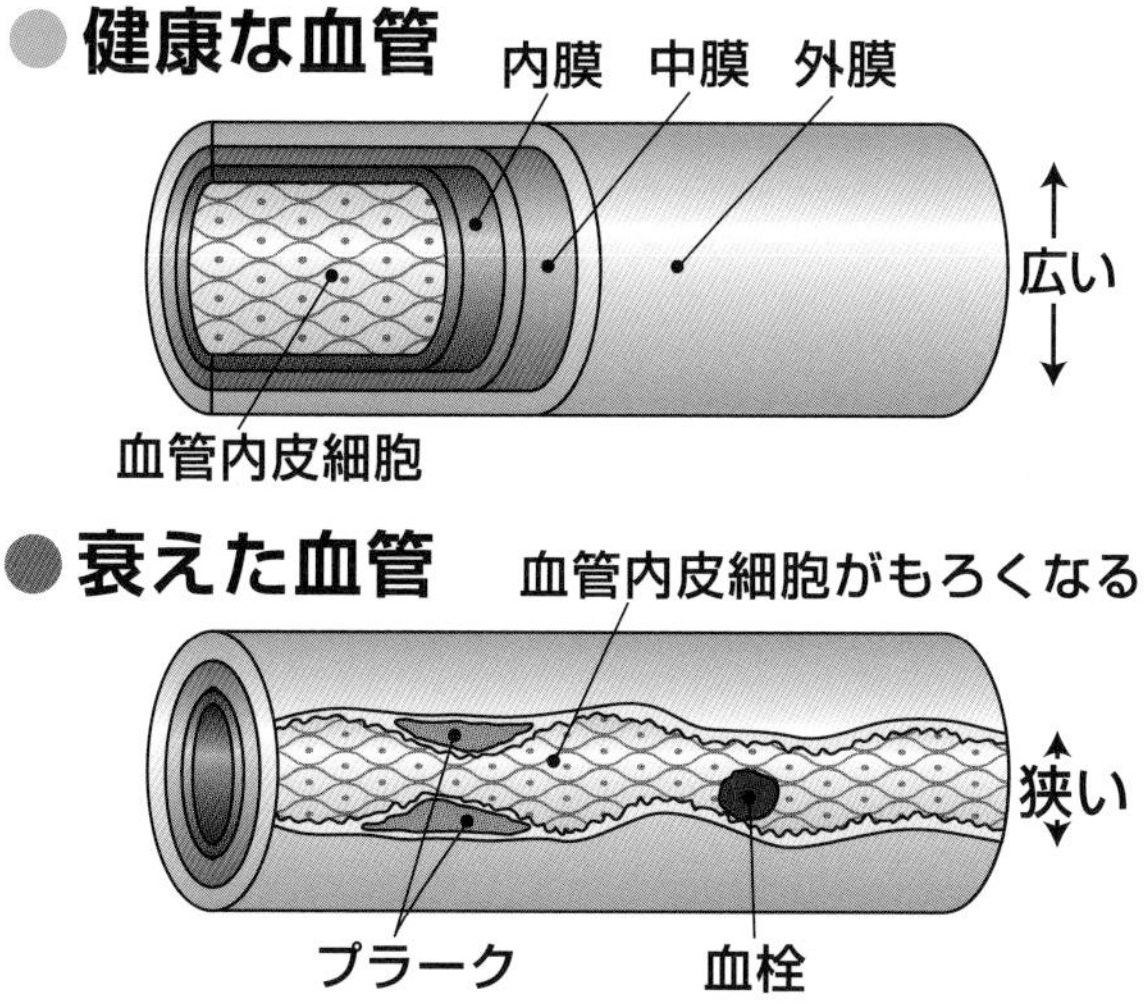


一酸化窒素には、血管を柔らかくする、血管を広げる、傷ついた血管を修復する、血栓ができるのを防ぐなどの働きがあり、動脈硬化の進行を抑える。

ただし、動脈硬化が進行している人は、血管内皮細胞がダメージを受けており、一酸化窒素を産生する能力が衰えています。そこで、動脈硬化による危険な不整脈を防ぐためには、意識的に一酸化窒素を増やすことが重要になるのです。

**動脈には、血流量が増えたり、外部から刺激が加わったりすると血管内皮細胞が一酸化窒素を放出し、血管を拡張させようとする性質があります。これを利用すれば、動脈硬化が進行している人でも、血管内の一酸化窒素を増やせます。**

具体的には、ウォーキングなどの有酸素運動（酸素を必要とする運動）、入浴、マッサージなどが有効です。

**心臓外科医の私は、動脈をマッサージする「強心ほぐし」を不整脈の患者さんに指導しています。**

# 一酸化窒素は皮膚をさする「強心ほぐし」で増え、傷んだ血管内皮が修復され血流が改善し高い血圧も下がる

心臓外科医の私は、冠動脈バイパス手術（心臓の冠動脈に自分のほかの血管を移植する手術）で、内胸《ないきょう》動脈（左の図参照）をバイパスに用いると再発が少ないことを知っていました。一酸化窒《ちっ》素《そ》の産生能力は血管によって異なり、内胸動脈は一酸化窒素の産生能力が抜群に高いのです。

そこで、この産生能力の高い血管を刺激して一酸化窒素を増やす「強心ほぐし」を考案しました。実際にこれを行うと血流が促され、高い血圧が下がって脈も安定してきます。

## 上半身（胸）の主な動脈

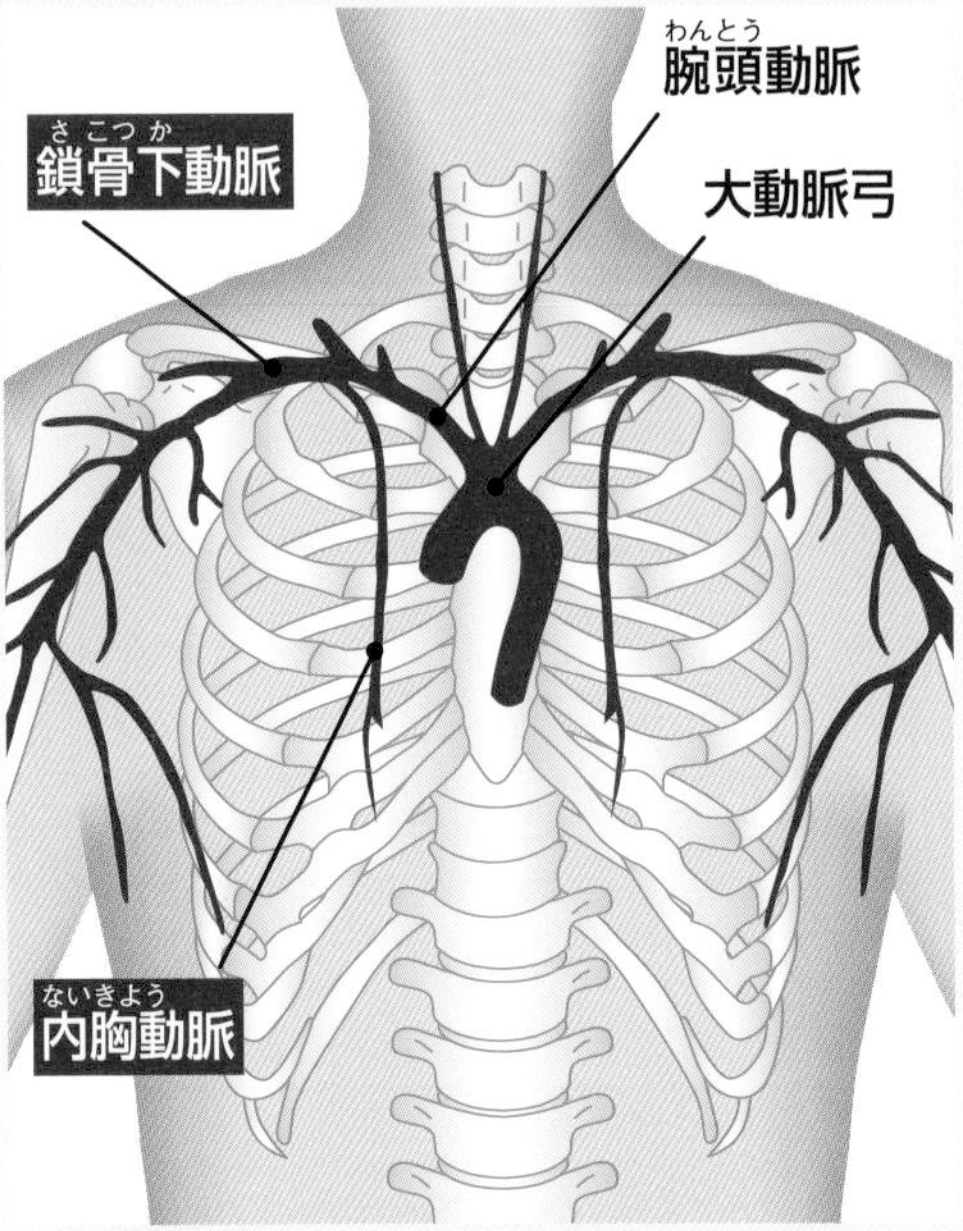


動脈の多くは体の深部にあるが、胸の動脈は皮膚近くにあり、刺激しやすい。

# 強心ほぐしは心臓の冠動脈への血流の要所「胸・腕・足のつけ根」を刺激する1分体操で、不整脈の心配な人は毎日行え

不整脈の1分体操「強心ほぐし」では、胸・腕・足のつけ根の3ヵ所にある太い動脈を皮膚の上から直接マッサージします。

強心ほぐしで刺激する主な動脈は、胸の「鎖骨《さこつ》下動脈」（内《ない》胸《きょう》動脈まで刺激）、前腕の「橈骨《とうこつ》動脈」、鼠径《そけい》部の「大腿《だいたい》動脈」（42・43・47ページの図参照）です。

**それぞれの動脈で行う強心ほぐしのやり方については、次ページ以降を参照してください。**

不整脈が頻繁に起こり、心臓病が心配な人は、強心ほぐしを毎日行うといいでしょう。

**下半身の主な動脈**

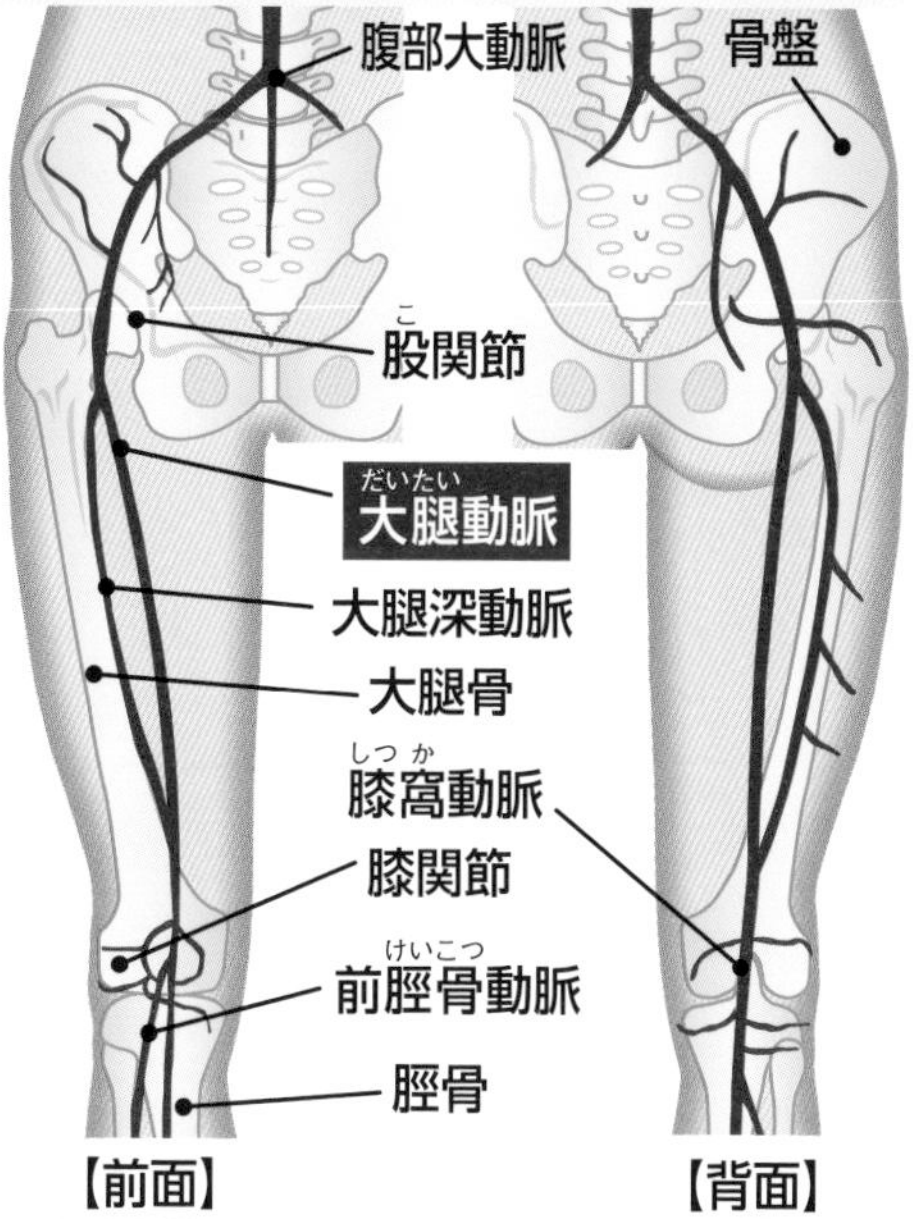


鼠径部の大腿動脈は、下半身の血流の要所で、皮膚の上から刺激を加えられる。

不整脈全般

# 1分強心ほぐし

各部位約1分

やり方図解❶

## 胸の血管ほぐし

右胸 血管ほぐしスタート ① ② 30秒

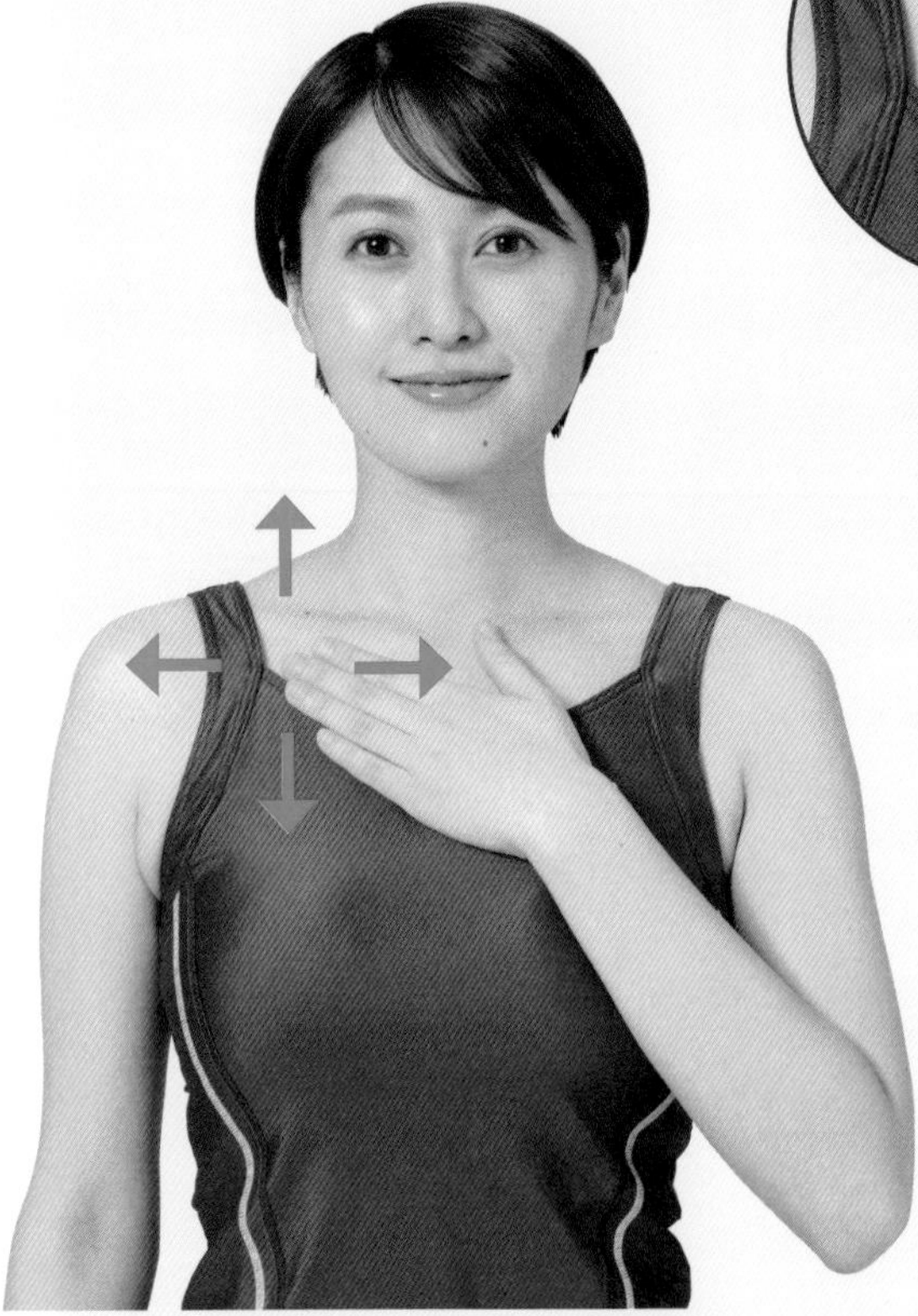

② 左手の親指以外の４本の指で筋肉を上下左右に動かすように十分にさすってほぐす。押す強さは、痛気持ちいい程度。

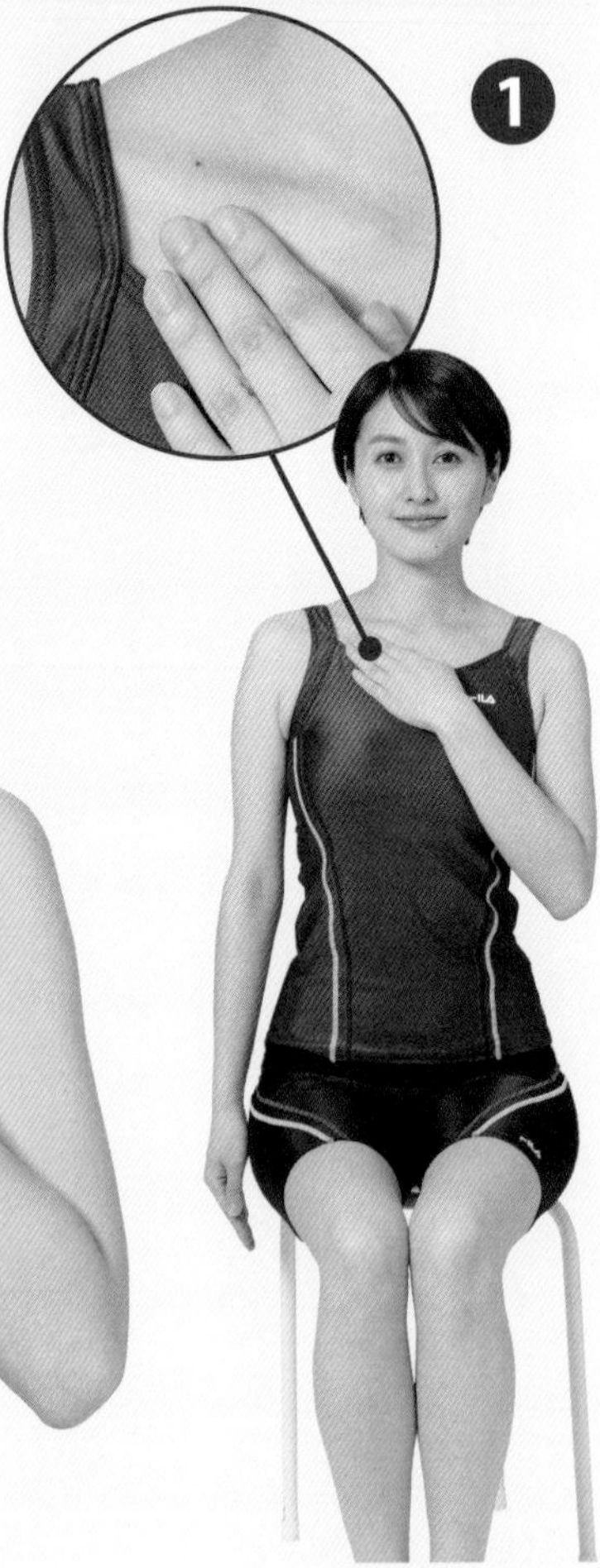

① 左手を右の鎖骨の下に当てる。

●強心ほぐしは、各部位の血管ほぐし1セットを1日1～2セット行うといい

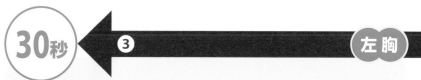

30秒 ③ 左胸

③

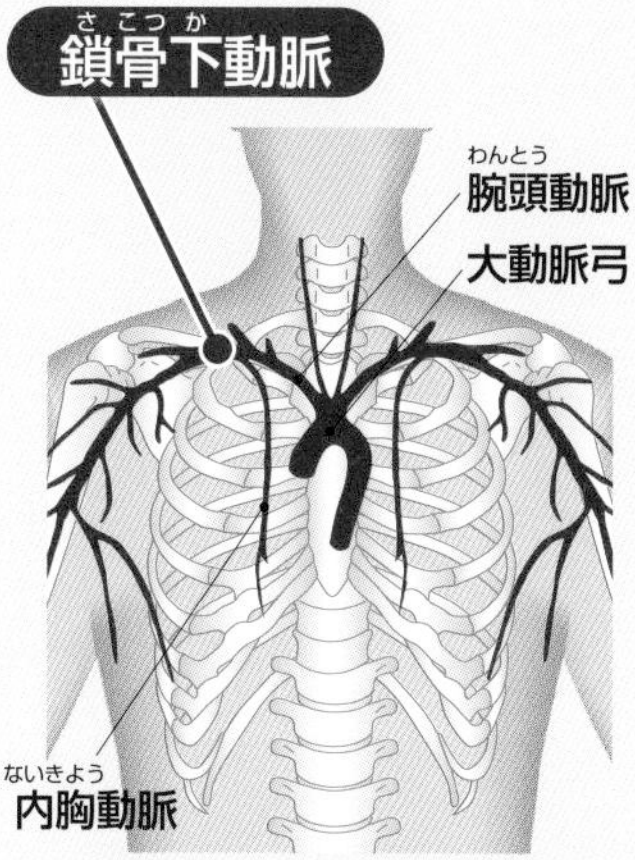


鎖骨の下には鎖骨下動脈という太い動脈がある。鎖骨の下をもむようにマッサージして、その動脈に刺激を与える。

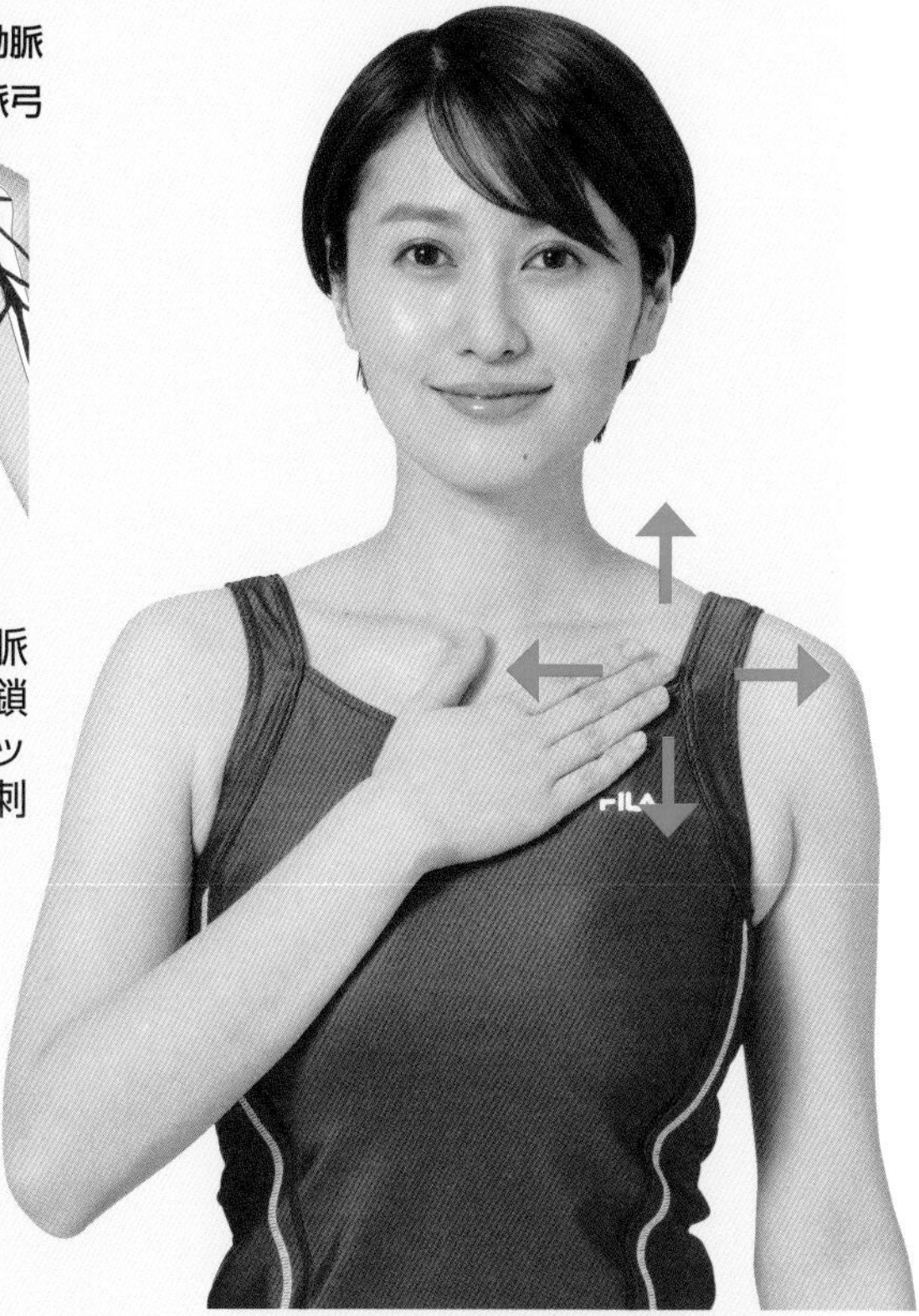

**ポイント**

- 皮膚をさすったり軽く押したりして、動脈を揺さぶるように刺激する
- 力が強すぎると内出血する可能性があるので、十分に注意する

右手を左の鎖骨下に当てる。親指以外の4本の指で筋肉を上下左右に動かすように十分にさすってほぐす。

各部位約1分

やり方図解❷

# 腕の血管ほぐし

30秒 ← ❸❷❶ 右腕 血管ほぐしスタート

❶

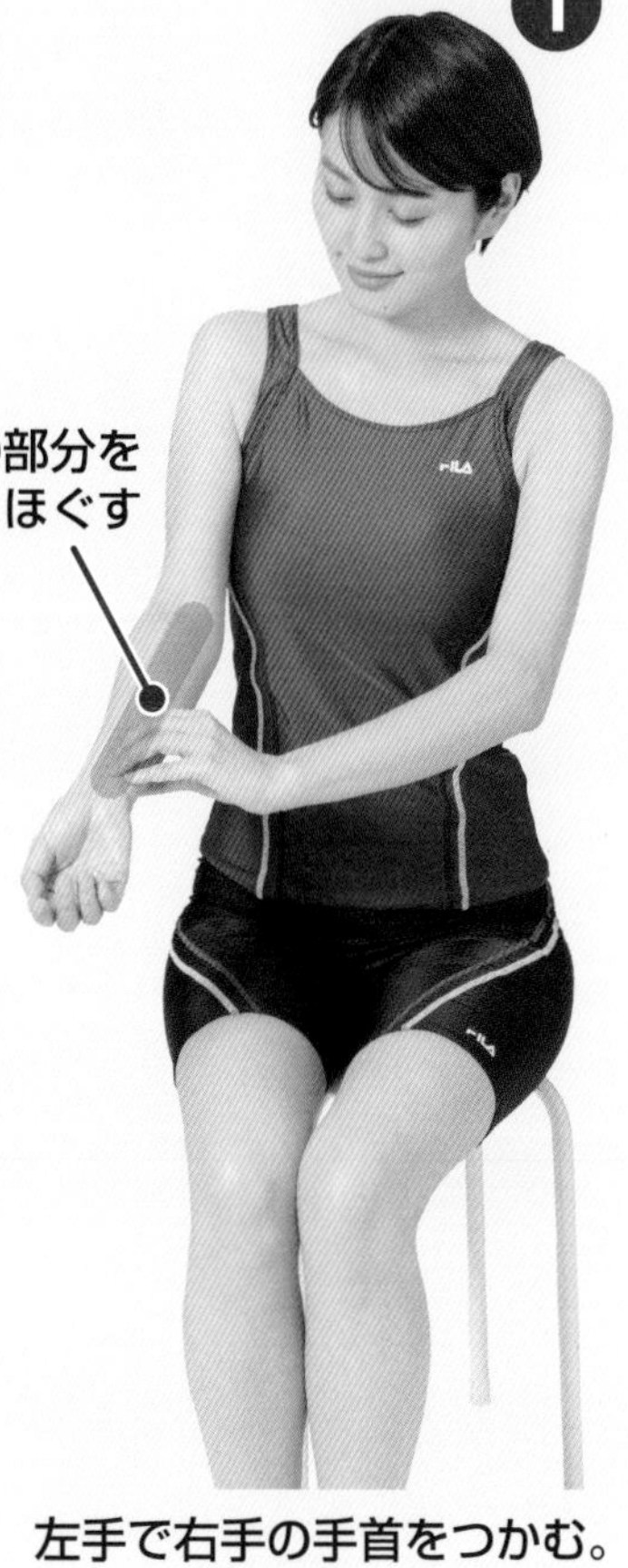


左手で右手の手首をつかむ。

❷

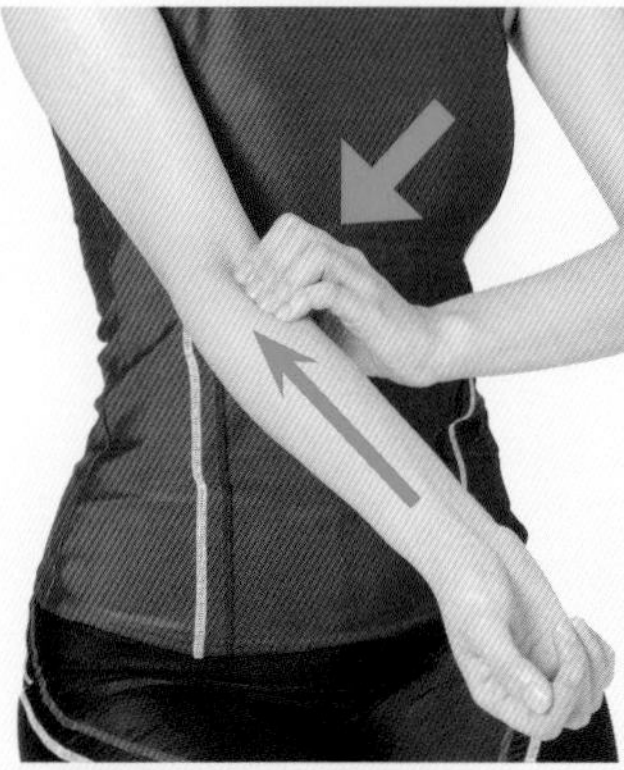

手首からひじに向けて位置を移しながら、親指以外の４本の指で押しながらさする。押す強さは、痛気持ちいい程度。

❸

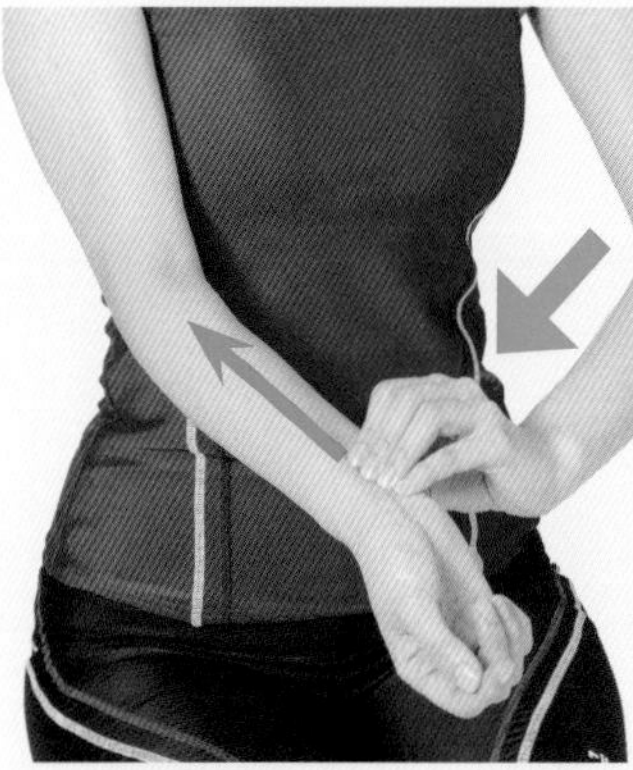

ひじまで押したら、再び手首をつかみ、❷の動作をくり返す。

30秒 ⑤ ④ 左腕

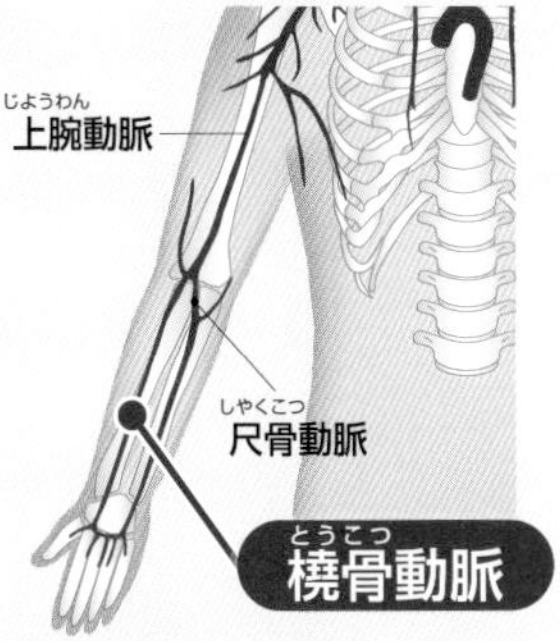


脈を測る場所でもある手首からひじにかけては橈骨動脈が走る。手首からひじ方向に押しながらさすって刺激を与える。

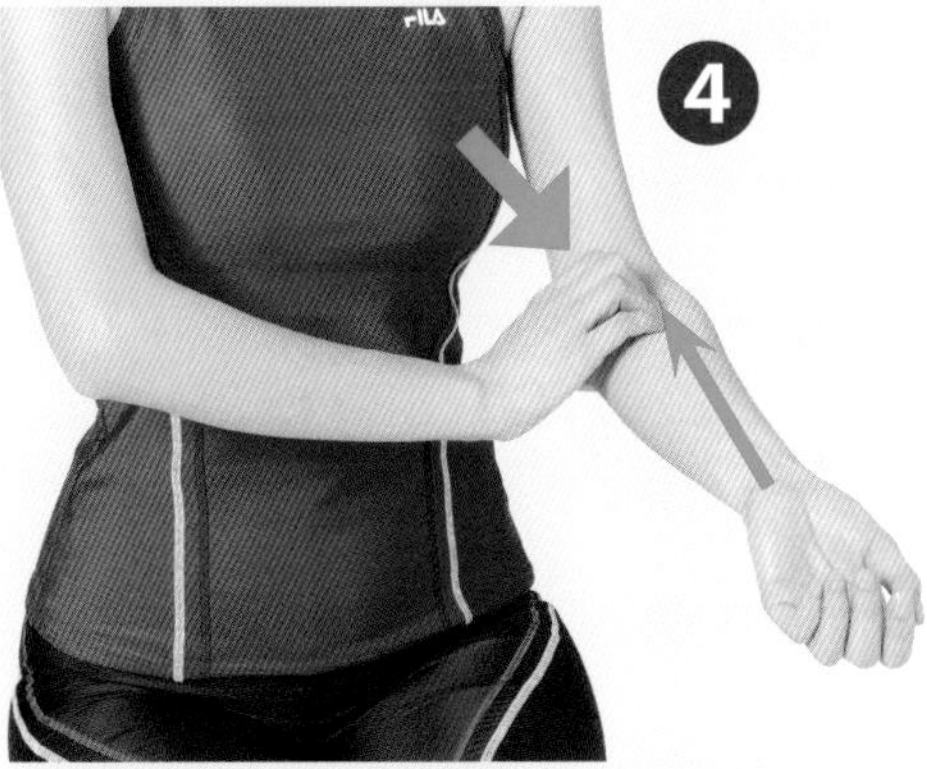


右手で左手の手首をつかむ。❷と同様の手順で手首からひじに向けて位置を移しながら、親指以外の４本の指で押しながらさすする。

※この図は48ページの関係図

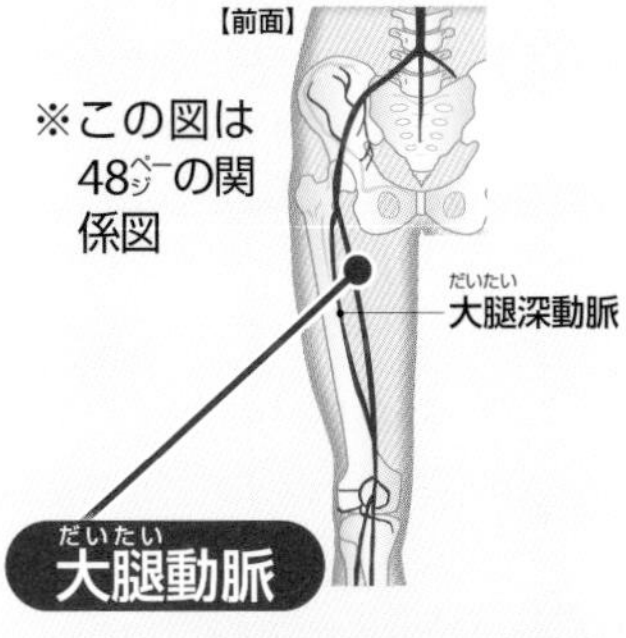


上半身と下半身をつなぐ足のつけ根には、太い動脈の大腿動脈が走っている。効率よく刺激を与えることで、動脈全体に一酸化窒素を巡らせることができる。

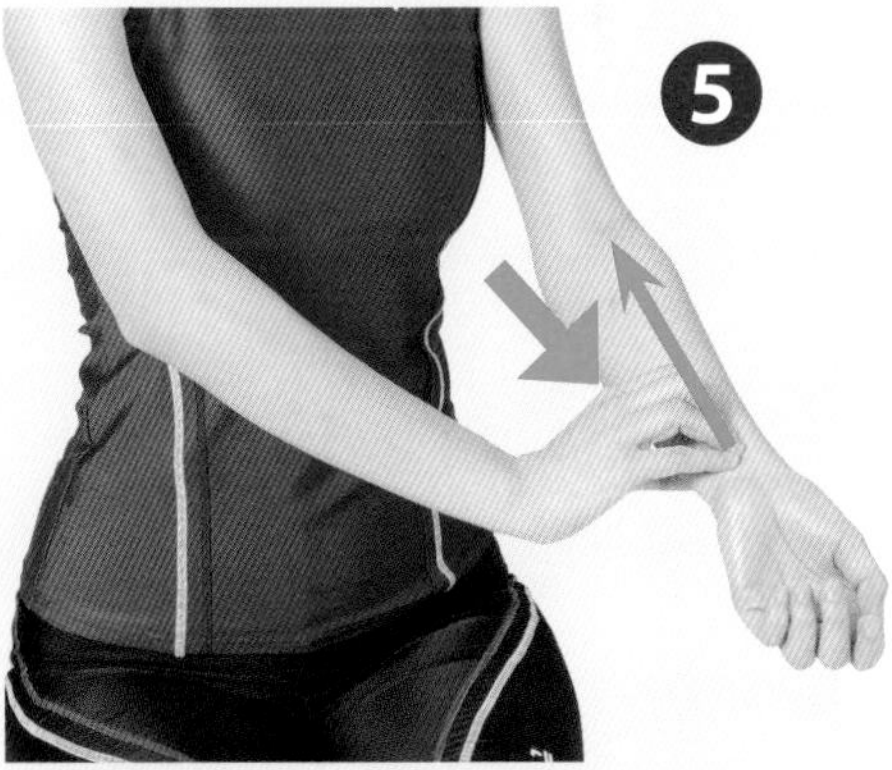


ひじまで押したら、再び手首をつかみ、❹の動作をくり返す。

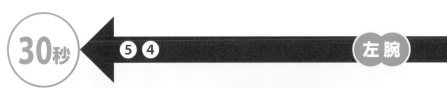

不整脈全般

# 1分強心ほぐし

各部位約1分

やり方図解❸

## 足のつけ根の血管ほぐし

**5秒 ×5回** ← ② ← ① 血管ほぐしスタート

5秒押す･離すを
5回くり返す

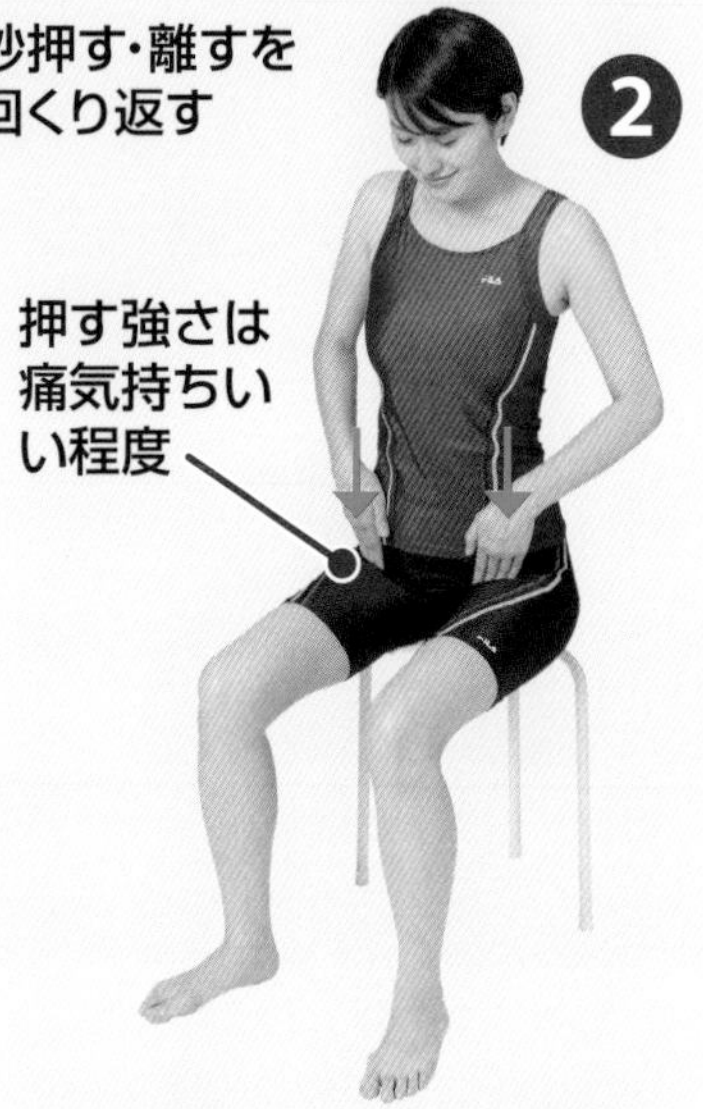


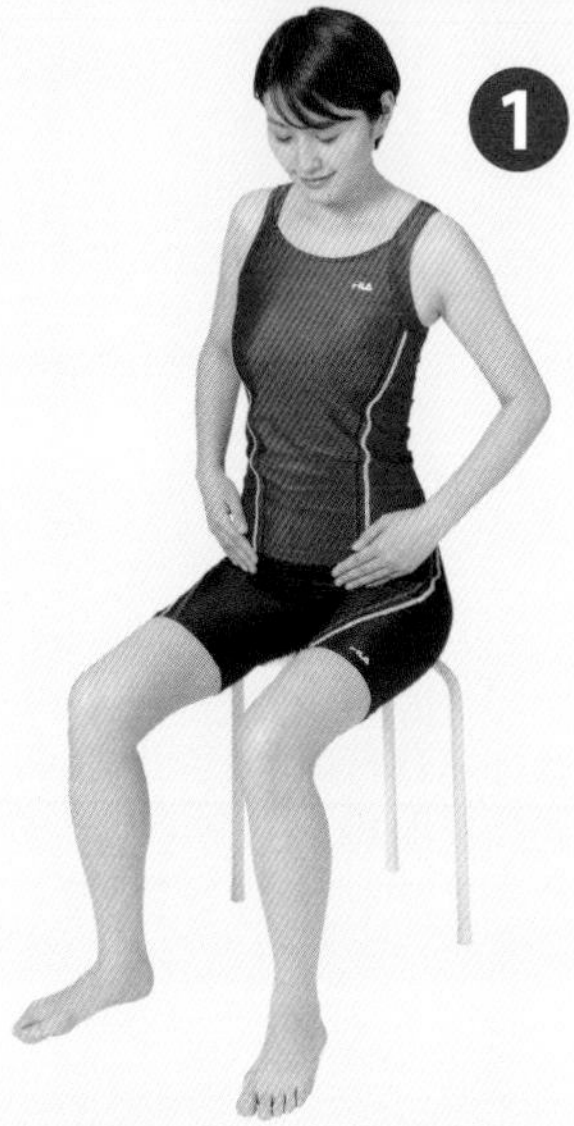


　4本の指で、足のつけ根をグッと押す。5秒押して離すことを5回くり返す。

　イスに座って、4本の指で足のつけ根に手を添える。

※胸･腕･足のつけ根の血管ほぐしを1セットとし、1セット約2分30秒

### 寝て行うやり方

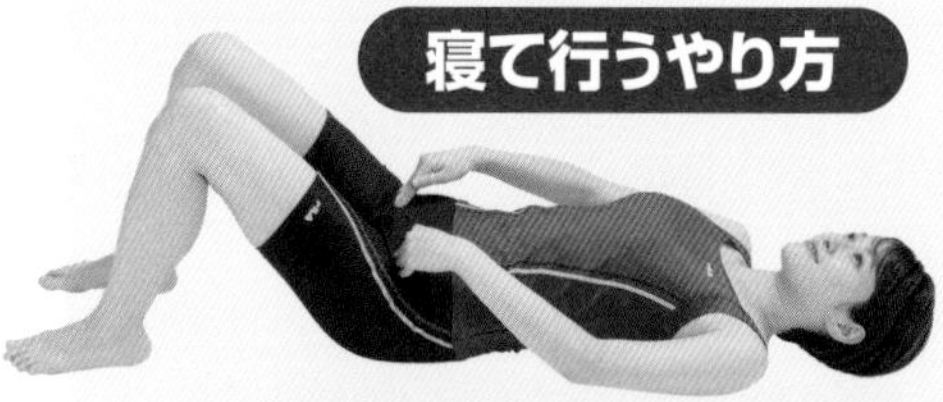

　あおむけに寝て足のつけ根に手を当てると脈が触れる場所があるので、そこを4本の指でグッと押す。寝る前や起床時に行うといい。

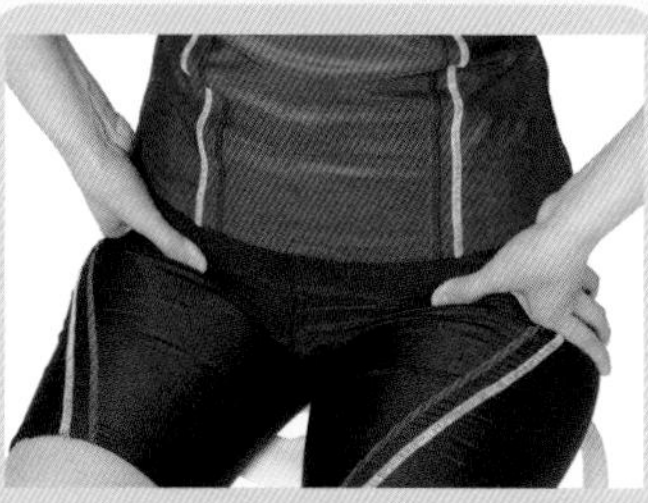

　4本の指で押しにくい場合、親指で押してもOK!

# 第3章

# 脈が速くなる「頻脈性不整脈」の息切れ・動悸が続々改善! 脈が飛ぶ「期外収縮」も退く! 自律神経正しの「1分横隔膜ブレス」

東邦大学医療センター大橋病院循環器内科元講師
アゴラ内科クリニック院長
坂田隆夫

# 不整脈の引き金は脈を調節する自律神経の乱れで、頻脈性不整脈の人は緊張やストレス減らしが重要

循環器内科医の私は、不整脈があっても心肺機能に異常のない患者さんが多いことについて疑問に思っていました。**これまで独自に研究を重ねてわかったことは、ストレスの影響で「自律神経」（意志とは無関係に血管や内臓の働きを支配する神経）のバランスが乱れ、心拍のリズムが不規則になるという事実です。**

自律神経には、活動的なときに優位になる「交感神経」と、休息時に優位になる「副交感神経」があります。自動車にたとえるなら、交感神経はアクセル、副交感神経はブレーキといい換えられるでしょう。私たちの体は、自動車を運転するときのように、常に休むことなくアクセルを入れたり、ブレーキをかけたりして、内臓や血管、内分泌《ぶんぴつ》系の働きを無理のないように調整しています。

しかし、現代社会はストレスが多く、そのときどきで外部からさまざまな刺激を受けています。ストレスでいつも交感神経が高ぶり、心身が緊張していると、一時的な脈飛びが頻発するばかりか脈拍や血圧が急上昇して、基礎疾患《しっかん》があると

命にかかわる危険な頻脈性不整脈が起こることも少なくないのです。

**これまで、自律神経の働きを正確に計測する方法は確立されていませんでしたが、私は24時間心電図（ホルダー心電図）を用い、交感神経と副交感神経の各活性度の変化を解析しました（上の図参照）。その結果、不整脈が起こる直前に自律神経が大きく乱れることがわかっています。**

**いつも緊張している人は、ストレスをコントロールすることが大切です。**

## 不整脈と自律神経の乱れ

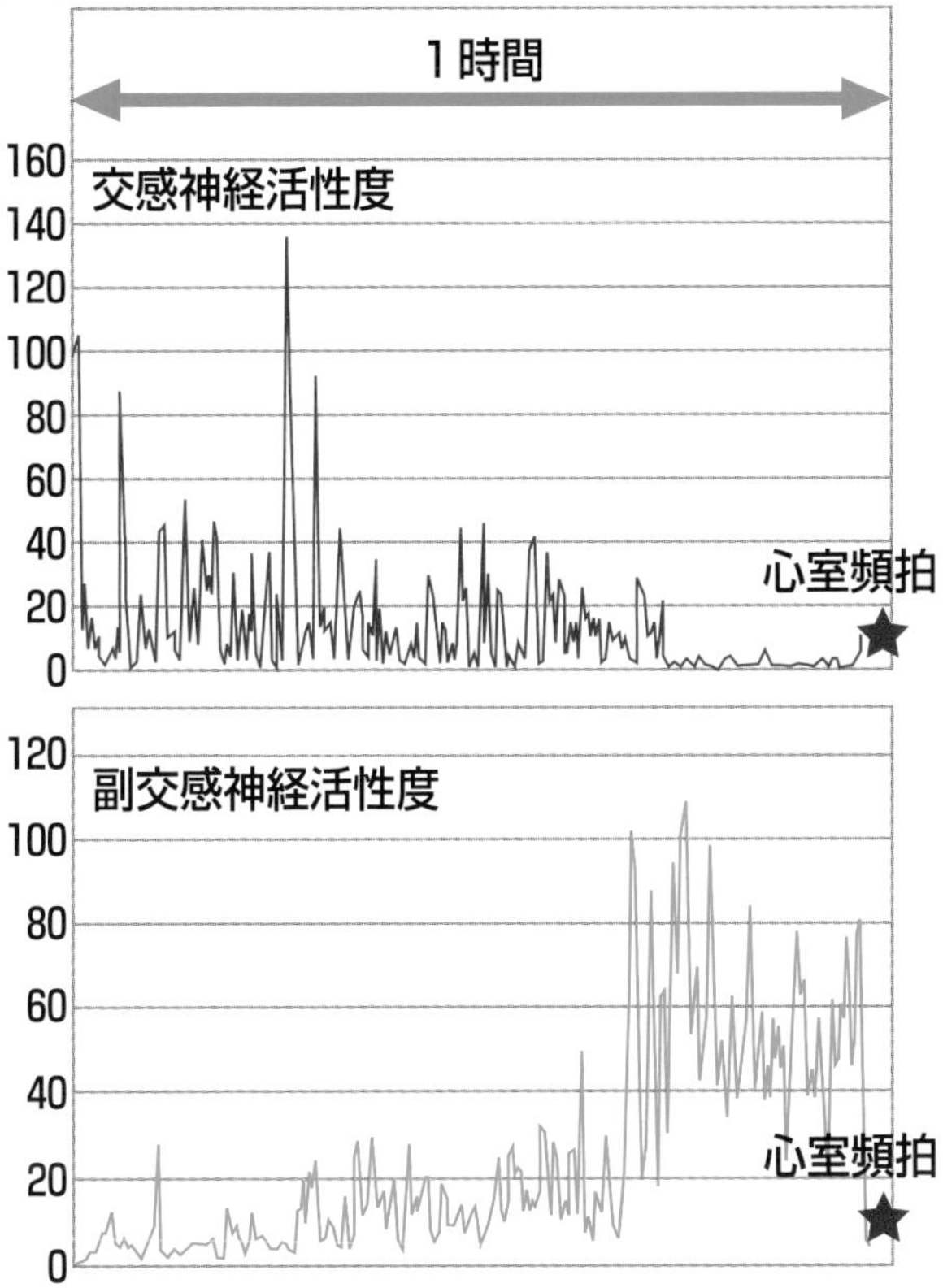


不整脈の発作が起こる15分前に、交感神経の過剰な働きが急に低下したり（上のグラフ）、逆に副交感神経の活性が急に高まったり（下のグラフ）している。

# 乱れた自律神経を正すカギは呼吸で、息まずに極力長く息を吐く「横隔膜ブレス」なら不整脈のドキドキ発作がよくなる人多数

ストレスで自律神経が乱れると、脈飛びや頻脈であるドキドキ発作が頻発します。では、どのようにすればストレスの影響を軽減できるのでしょうか。

**実は、自律神経の乱れを正すことは難しくありません。深く長い呼吸をくり返して、「横隔膜《おうかくまく》」を意識的に動かせばいいのです。**

横隔膜は、胸腔《きょうくう》と腹腔の間にある呼吸筋で、肺の働きをつかさどっています。具体的には、横隔膜が収縮すると肺が引き伸ばされて息を吸う動作が生まれます。また、横隔膜が弛緩《しかん》すると肺が収縮して息を吐く動作が生まれます。

**重要なポイントは、横隔膜の周囲に副交感神経がたくさん通っていることです。吸った息を、息まずにできる限り長く吐く呼吸を行って、横隔膜をゆっくり弛緩させて腹圧を保つことができると、副交感神経が活性化します。それにより、ストレスの影響で高ぶっている交感神経を鎮められ、不整脈の予防・改善に役立ちます。このように、横隔膜を意識的に動かし、腹圧を上げ下げして自律神**

**経の乱れを正す呼吸を「横隔膜ブレス」と呼ぶことにしましょう。**

呼吸法は、主に腹式呼吸と胸式呼吸に大別されますが、横隔膜ブレスは、このうちの腹式呼吸をベースにしています。腹式呼吸の吸気を行う（息を吸う）と、横隔膜が下がって腹圧が上がって、おなかが膨らみます。その後、深く長い呼気（吐く息）を意識した腹式呼吸を行い、横隔膜がゆっくりと上昇することで、腹圧が逃げず、副交感神経の働きを高める効果が得られるのです。**横隔膜ブレスには、寝て行うパターン**（54～55ページ参照）**と、イスに座って行うパターン**（56～57ページ参照）**があります。**1回1分からでいいので、自宅では寝て行い、外出先ではイスに座って行うなど状況に合わせて実行しましょう。

## 腹式呼吸と胸式呼吸とは

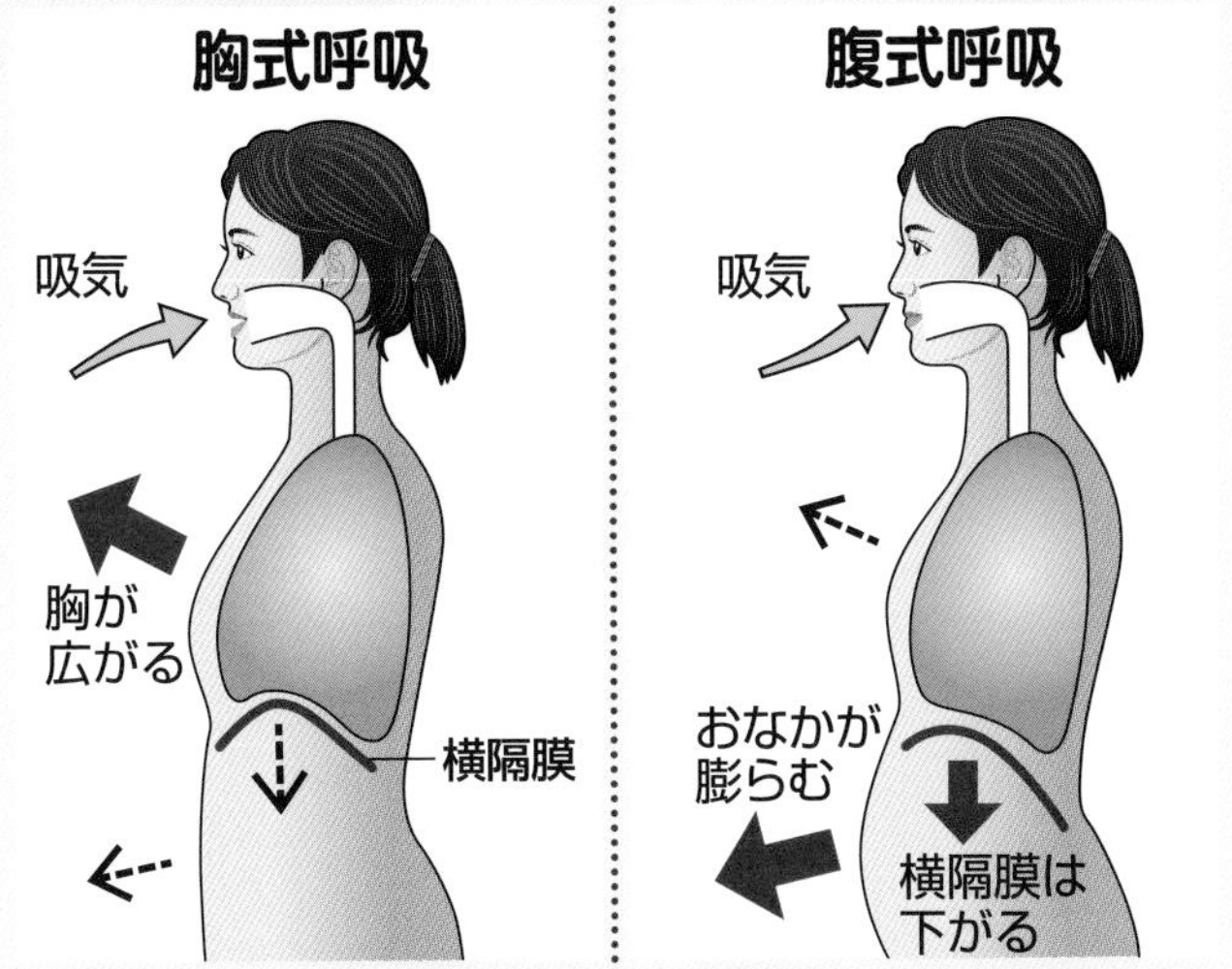


息を吸うときに胸が膨らみ、吐くとへこむ呼吸法。横隔膜は少ししか下がらず、おなかの動きは少ない。

息を吸うときにおなかが膨らみ、吐くとへこむ呼吸法。息を吸うと横隔膜が下がり、おなかが膨らむ。

心房粗動　心房細動
上室頻拍　期外収縮

# 1分横隔膜ブレス

各体操1~10分

やり方図解❶

## 寝て行う場合

**体操の効果**

この体操は1日1回、就寝前に行うといい。横隔膜を動かすことで自律神経が正されやすくなる。

### 基本姿勢

**ポイント**

- 息を吸ったときの2倍くらいの長さで、息を長く吐くことを意識するといい
- ハミングしながら声を出すと息が長く吐ける
- 目の前がチカチカする、ふらつくなどの異常を感じたら、すぐに中止する

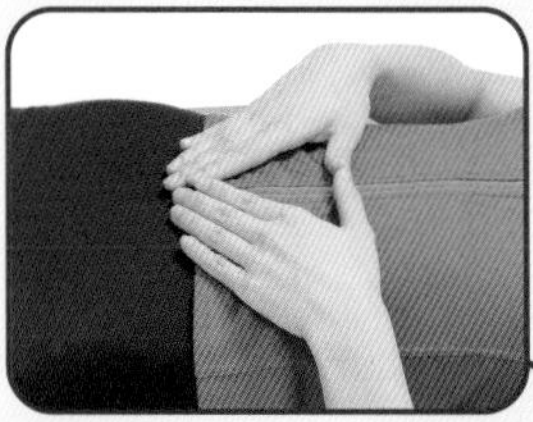

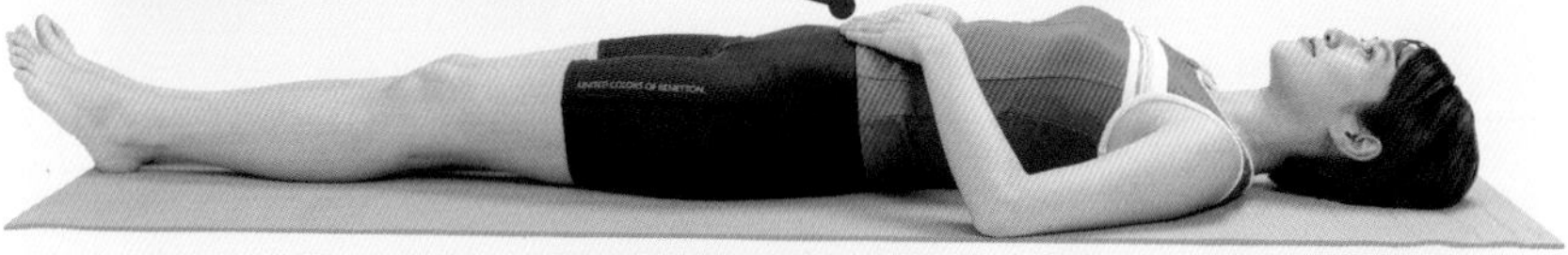

フローリングなど硬い場所にあおむけになり、両手で逆三角形を作りおなかに手を当てる。

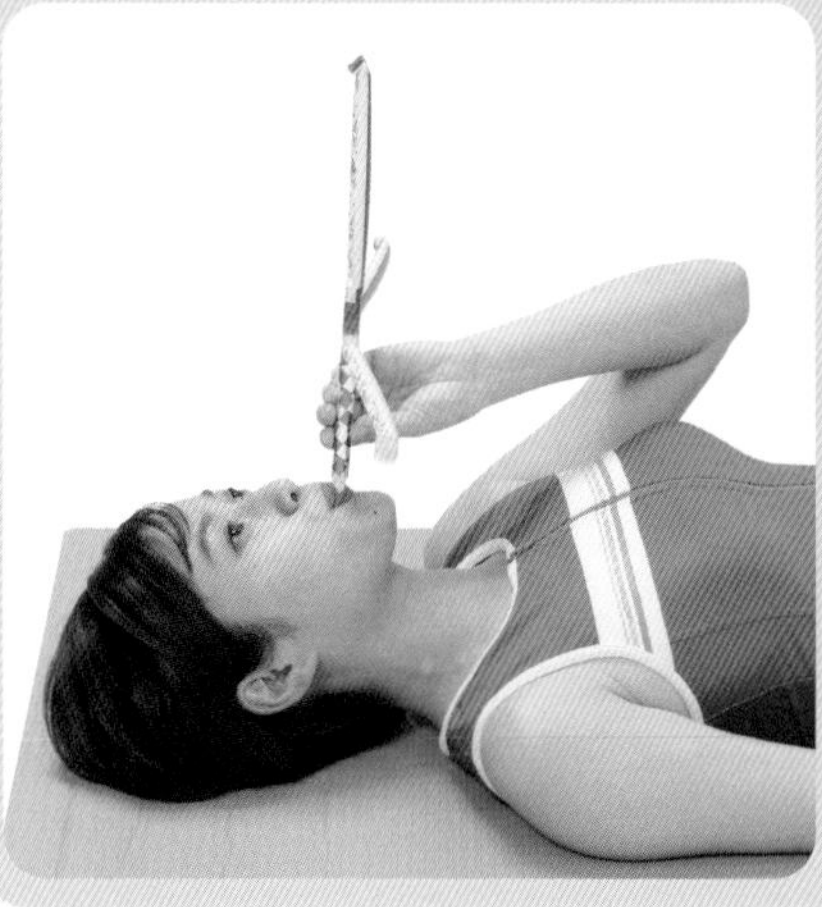

### 息まずに息を長く吐くコツ

息を長く吐けない人は、好きな歌を1曲歌ったり、大笑いしたりするのもいい。また、ピロピロ笛（先端を少し切る）を使うのもおすすめ。ピロピロ笛をゆっくりと伸ばし、息を吐き切ったらゆっくり戻す。

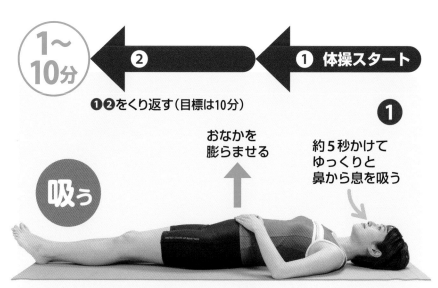

1〜10分 ② ① 体操スタート

❶❷をくり返す（目標は10分）

①

吸う

おなかを膨らませる

約5秒かけてゆっくりと鼻から息を吸う

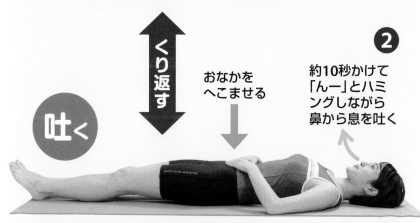

おなかに空気を入れるイメージで鼻からゆっくり息を吸う。おなかに当てた手でおなかが膨らむのを感じる。

くり返す

②

吐く

おなかをへこませる

約10秒かけて「んー」とハミングしながら鼻から息を吐く

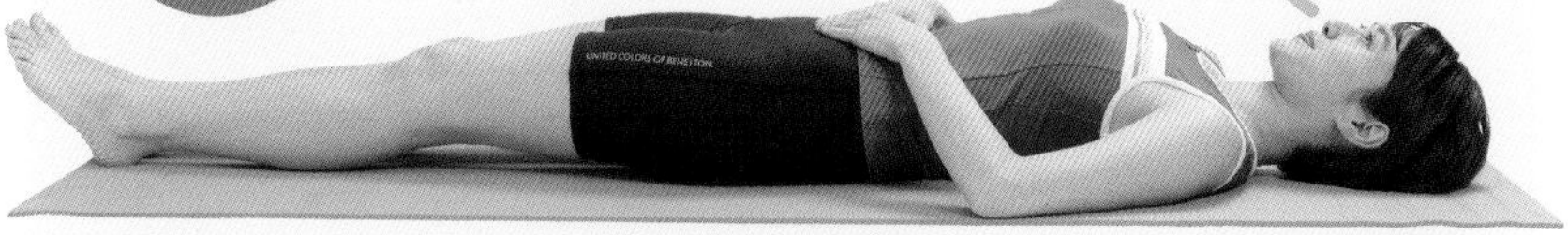

鼻から「んー」と音を出すイメージでハミングしながら、鼻からゆっくり息を吐く。おなかに当てた手でおなかがへこんでいくのを感じながら、最後は意識的におなかを軽くへこます。鼻から息を吐くのがつらいときは、口をすぼめて口から細く長く吐く。

# 1分横隔膜ブレス

各体操1~10分

やり方図解❷

## 座って行う場合

**体操の効果**

この体操はイライラしたときやストレスを感じたときなどに行うと、脈が安定しやすい。

### 基本姿勢

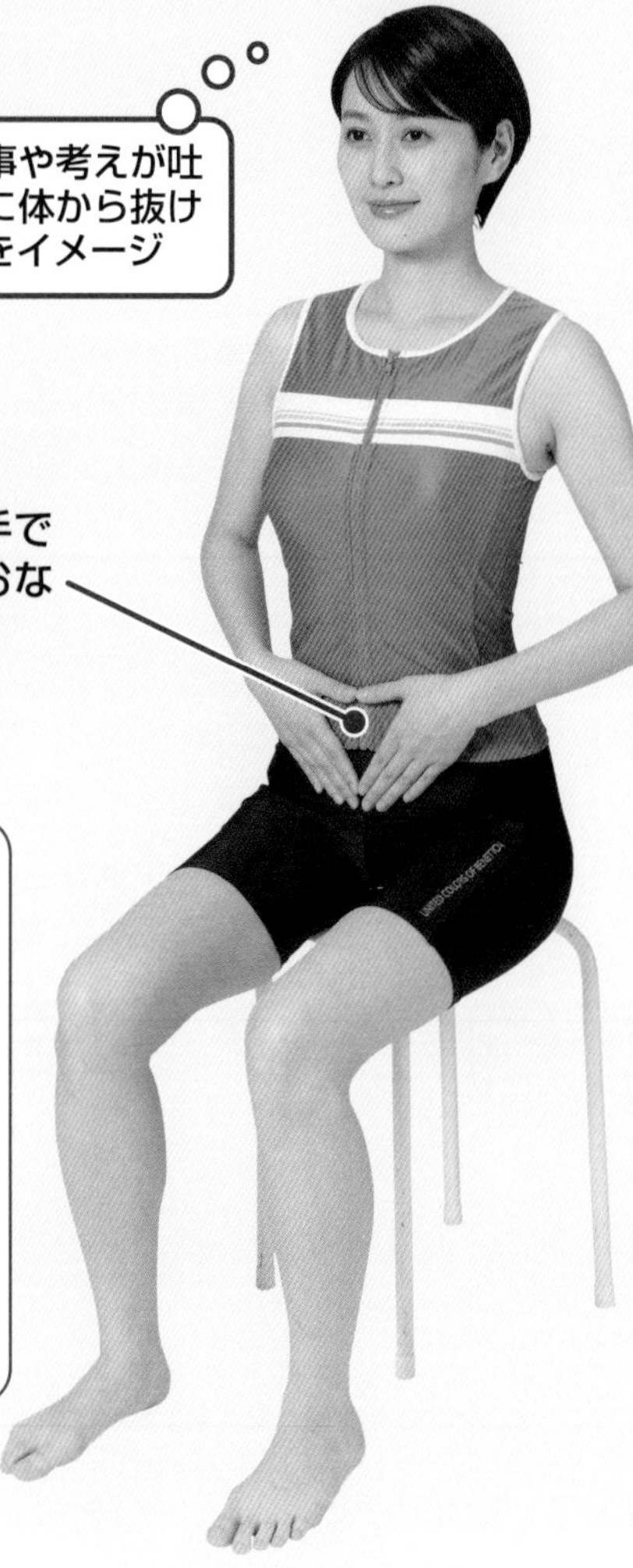

いやな出来事や考えが吐く息とともに体から抜けていくことをイメージ

イスに座り、両手で逆三角形を作りおなかに手を当てる

**ポイント**

- ストレスや動悸を感じたときに、その場で横隔膜ブレスを行うのがおすすめ
- 最初から座って行うのは難しいので、まずは寝て行う（54～55ページ）といい。寝て練習するうちに徐々にうまくできるようになる

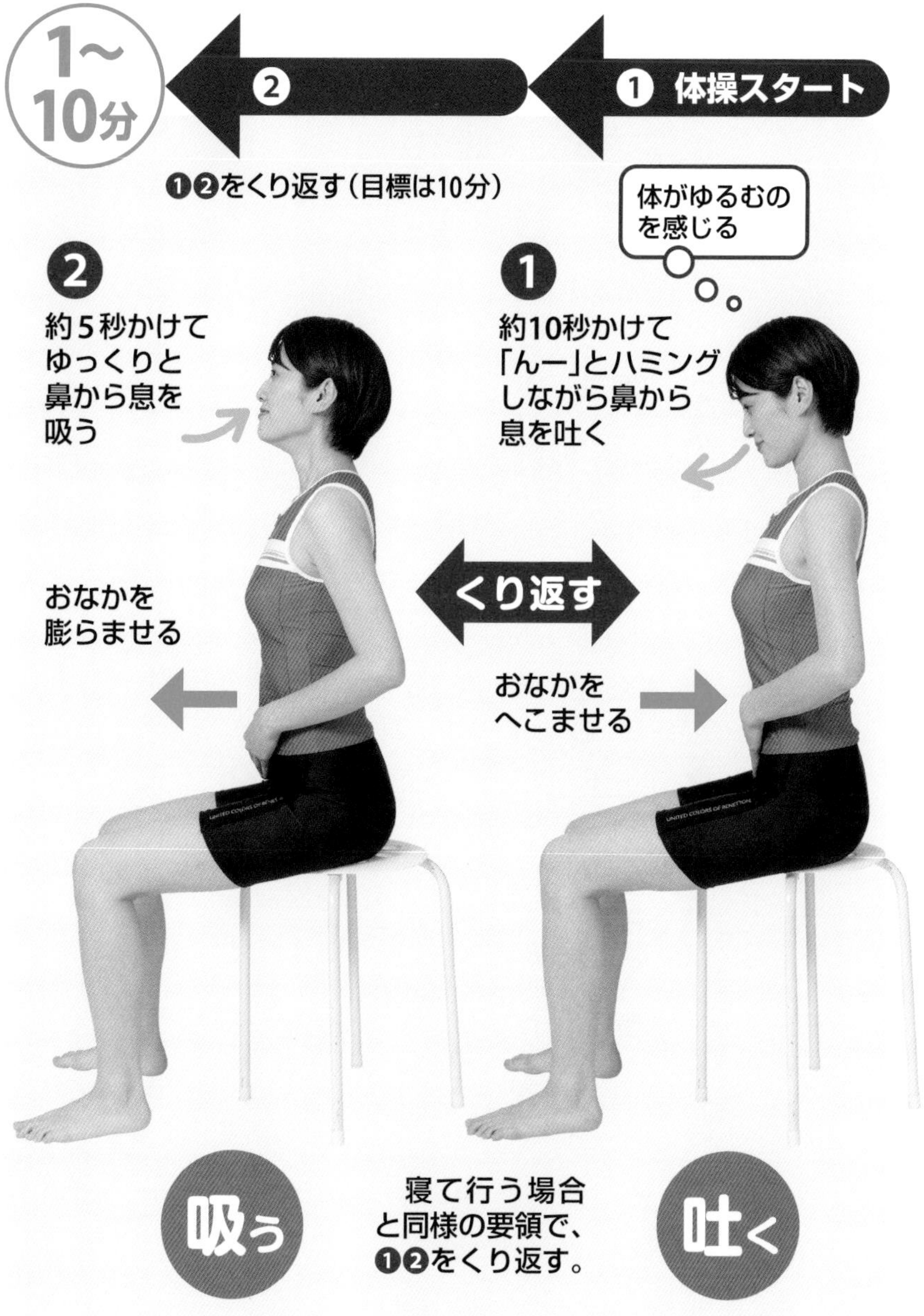
1～10分
❷
❶ 体操スタート
❶❷をくり返す（目標は10分）
体がゆるむのを感じる
❷
約5秒かけてゆっくりと鼻から息を吸う
❶
約10秒かけて「んー」とハミングしながら鼻から息を吐く
おなかを膨らませる
くり返す
おなかをへこませる
吸う
寝て行う場合と同様の要領で、❶❷をくり返す。
吐く

# 横隔膜ブレスの効力がアップ！肺を包む胸郭が広がり、深い呼吸が自然にできる体に一変する「呼吸筋ストレッチ」

不整脈の人は、ゆっくりと長く息を吐く「横隔膜《おうかくまく》ブレス」を行い、自律神経の乱れを整えることが重要です。しかし、中には呼吸が浅くて横隔膜ブレスをやっても十分に効果を得られない人もいます。

**そもそも、不整脈に悩む人は、鼻で息をする腹式呼吸ではなく口で息をする胸式呼吸（53ﾍﾟｰｼﾞの図参照）がクセになっていることが少なくありません。**胸式呼吸の場合は横隔膜があまり動かないため、呼吸が浅く速くなりがちです。

**さらに、不整脈の人は、肋骨《ろっこつ》や背中、体幹の筋肉が衰え、硬くなっていることが少なくありません。それらの筋肉は「呼吸筋」といって、肺を膨らませたり、しぼませたりする横隔膜の動きを助ける働きを担っています。この呼吸筋が衰えると、横隔膜が動きにくくなり、腹式呼吸がやりづらくなります。**

また、肺は肋骨《ろっこつ》や胸椎《きょうつい》（背骨の胸の部分）などに囲まれた胸郭《きょうかく》の中に収まっているのですが、**呼吸筋が硬くこわばっていると胸郭が広がりにくくなって、心臓**

## 呼吸筋を柔軟にすれば胸郭が広がる

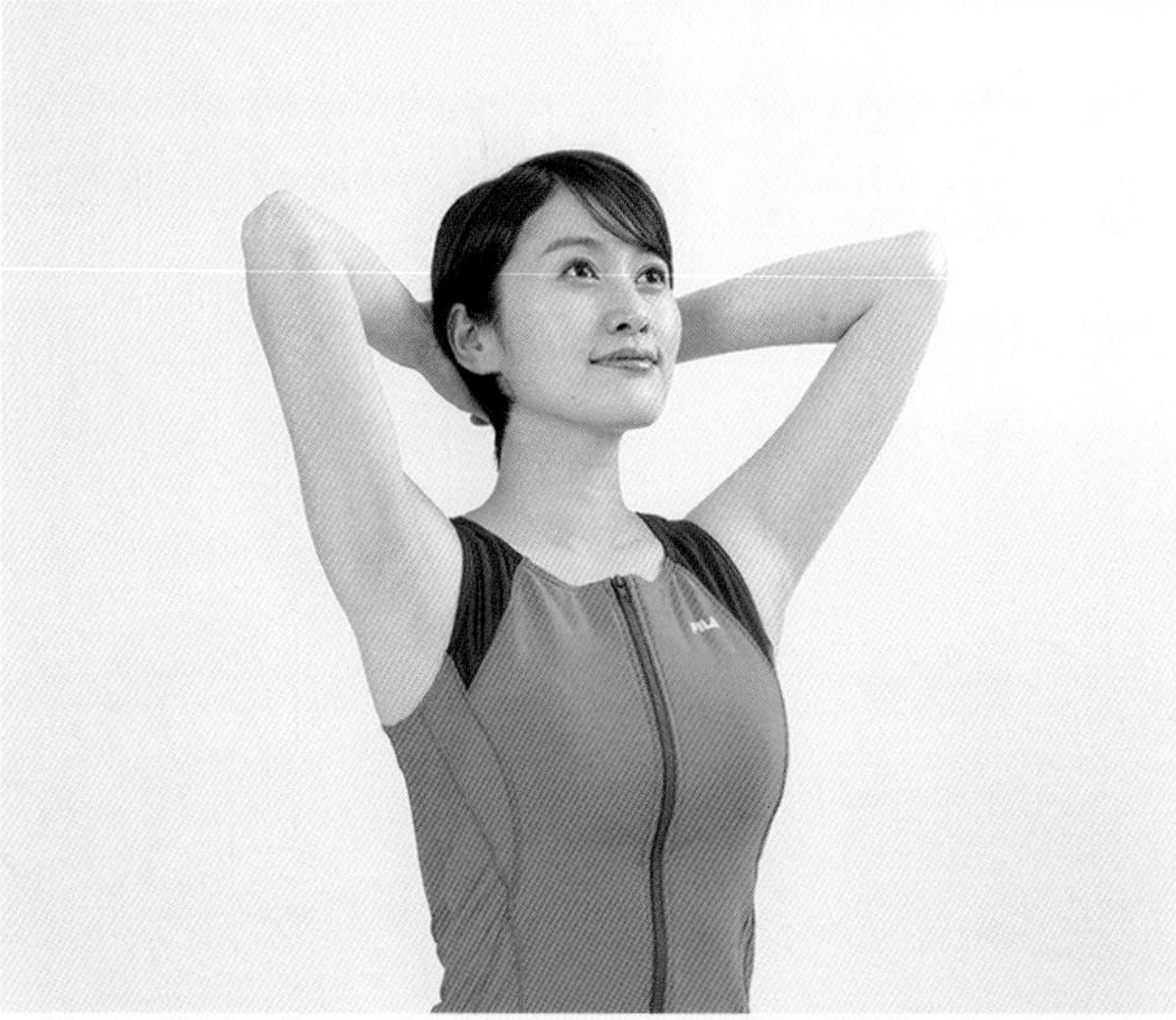

呼吸筋ストレッチを行うと、呼吸筋がほぐれて柔軟になり胸郭が広がる。やり方には腕突き上げ、腕突き出しの2パターンがあり、各2～10回ずつ行う。

**や肺が収まる胸の中の圧力が非常に高くなる原因になります。**これでは心臓にも圧が及び不整脈の誘因になるばかりか、横隔膜の周囲にたくさん通っている副交感神経を効率よく活性化できないため、自律神経の乱れはなかなか整いません。

**そこで、横隔膜ブレスとともにおすすめしたいのが、呼吸筋を柔軟にして胸郭を広げる「呼吸筋ストレッチ」です。やり方は「腕突き上げ」（60～61ページ参照）と「腕突き出し」（62～63ページ参照）の2つがあります。**

呼吸筋ストレッチは、東京有明医療大学の本間《ほんま》生夫《いくお》元学長が考案されたセルフケアで、自然に深い呼吸をできるようになり、横隔膜ブレスの効力もアップします。横隔膜ブレスを行う前に、それぞれのストレッチを2～10回ずつ行いましょう。

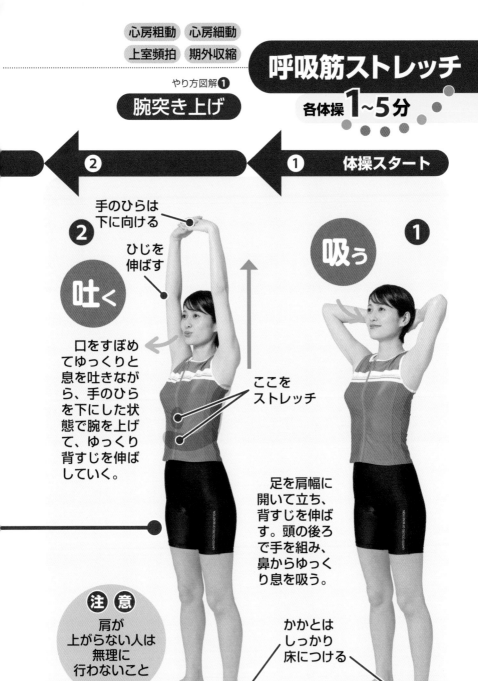

心房粗動　心房細動
上室頻拍　期外収縮

# 呼吸筋ストレッチ

各体操1~5分

やり方図解❶

## 腕突き上げ

① 体操スタート → ②

吸う
足を肩幅に開いて立ち、背すじを伸ばす。頭の後ろで手を組み、鼻からゆっくり息を吸う。
かかとはしっかり床につける

手のひらは下に向ける
ひじを伸ばす
吐く
口をすぼめてゆっくりと息を吐きながら、手のひらを下にした状態で腕を上げて、ゆっくり背すじを伸ばしていく。
ここをストレッチ

注意
肩が上がらない人は無理に行わないこと

●呼吸筋ストレッチは、各体操1セットを1日1〜2セット行うといい

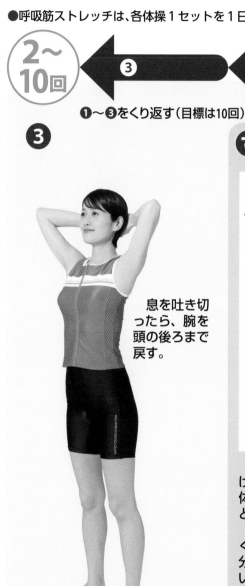

2〜10回 ← ❸ ← ❷′ できる人のみ

❶〜❸をくり返す（目標は10回）

❸

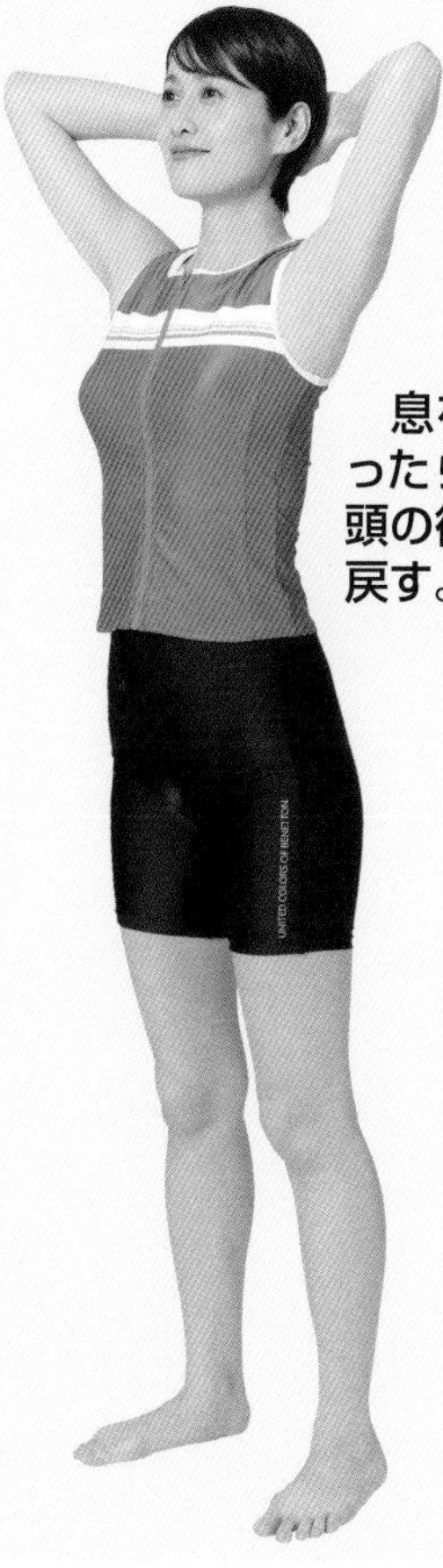

息を吐き切ったら、腕を頭の後ろまで戻す。

**できる人は挑戦しよう**

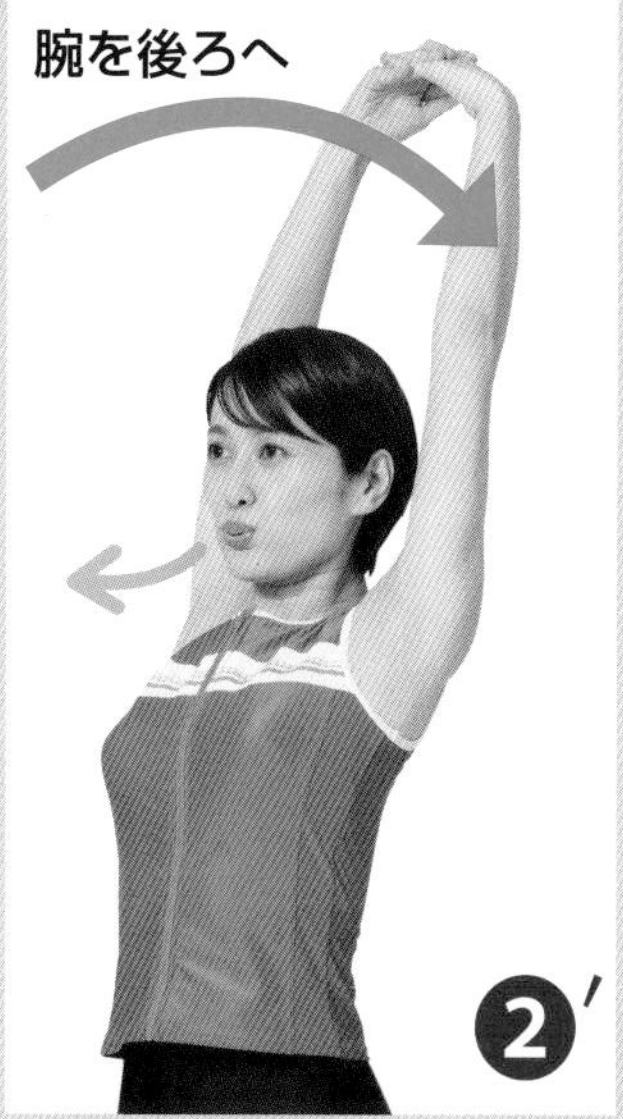


余裕がある人は、腕を上げたあとに、腕をそのまま体より後方に持っていくと、より効果が高まる。
ただし、この動きをしなくてもストレッチ効果は十分あるので、無理に行わないこと（運動不足の人は、関節や背筋を傷めるおそれがある）。

心房粗動 心房細動
上室頻拍 期外収縮

# 呼吸筋ストレッチ

各体操1~5分

やり方図解❷

## 腕突き出し

② ← ① 体操スタート

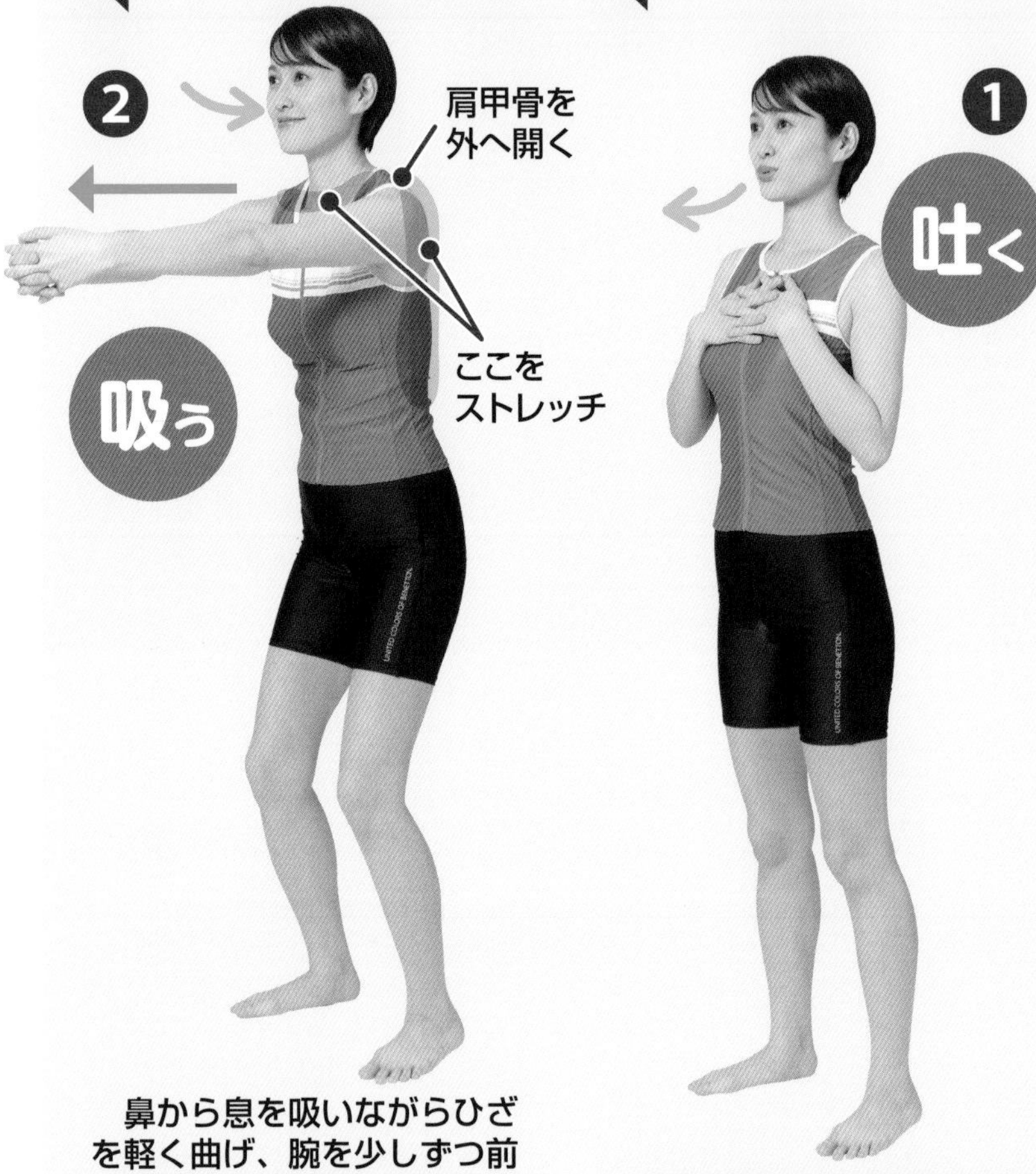


鼻から息を吸いながらひざを軽く曲げ、腕を少しずつ前に伸ばしながら背中を丸める。かかとに重心を置き、肩甲骨を開いていくイメージで腕を前に伸ばすといい。

足を肩幅に開いて背すじを伸ばして立ち、胸の前で手を組む。ゆっくり鼻から息を吸い、口からゆっくり息を吐く。

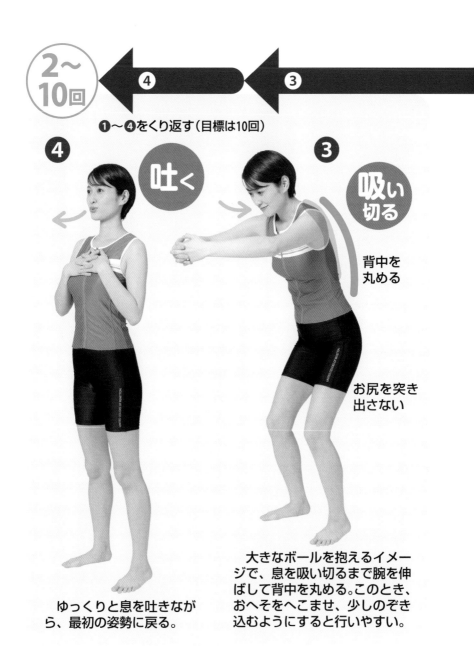

大きなボールを抱えるイメージで、息を吸い切るまで腕を伸ばして背中を丸める。このとき、おへそをへこませ、少しのぞき込むようにすると行いやすい。

ゆっくりと息を吐きながら、最初の姿勢に戻る。

# ストレスが原因の動悸や息切れを伴う不整脈が横隔膜ブレスを行ったら1ヵ月で解消し、再発なし

**ストレスによって自律神経のバランスが乱れると、心拍のリズムが不規則になって動悸《どうき》や息切れなどを伴う不整脈が起こります。これを予防・改善するには、私が考案した呼吸法「横隔膜《おうかくまく》ブレス」が役立ちます。**

吉野恵子《よしのけいこ》さん（63歳・仮名）は3年ほど前から、心臓がドキンと脈打ったり、息が切れたり、胸苦しさや吐きけに襲われるようになり、私のクリニックを訪れました。それまで健康に自信があった吉野さんは、突然の体の変調に「心臓病ではないだろうか」と怯《おび》え、夜も眠れなくなっていました。

しかし、精密検査の結果、吉野さんは加齢による動脈硬化はあるものの、心臓や肺には特に異常がありませんでした。一方、生活環境などをくわしく聞くと、家庭問題で強いストレスを抱えていることがわかりました。そこで私は、吉野さんに精神安定剤を処方し、自宅で横隔膜ブレスを行うことをすすめたのです。

吉野さんは毎晩、入浴後や就寝前に約10分間これを行い、強いストレスを受け

### ストレスを感じたらすぐ行う

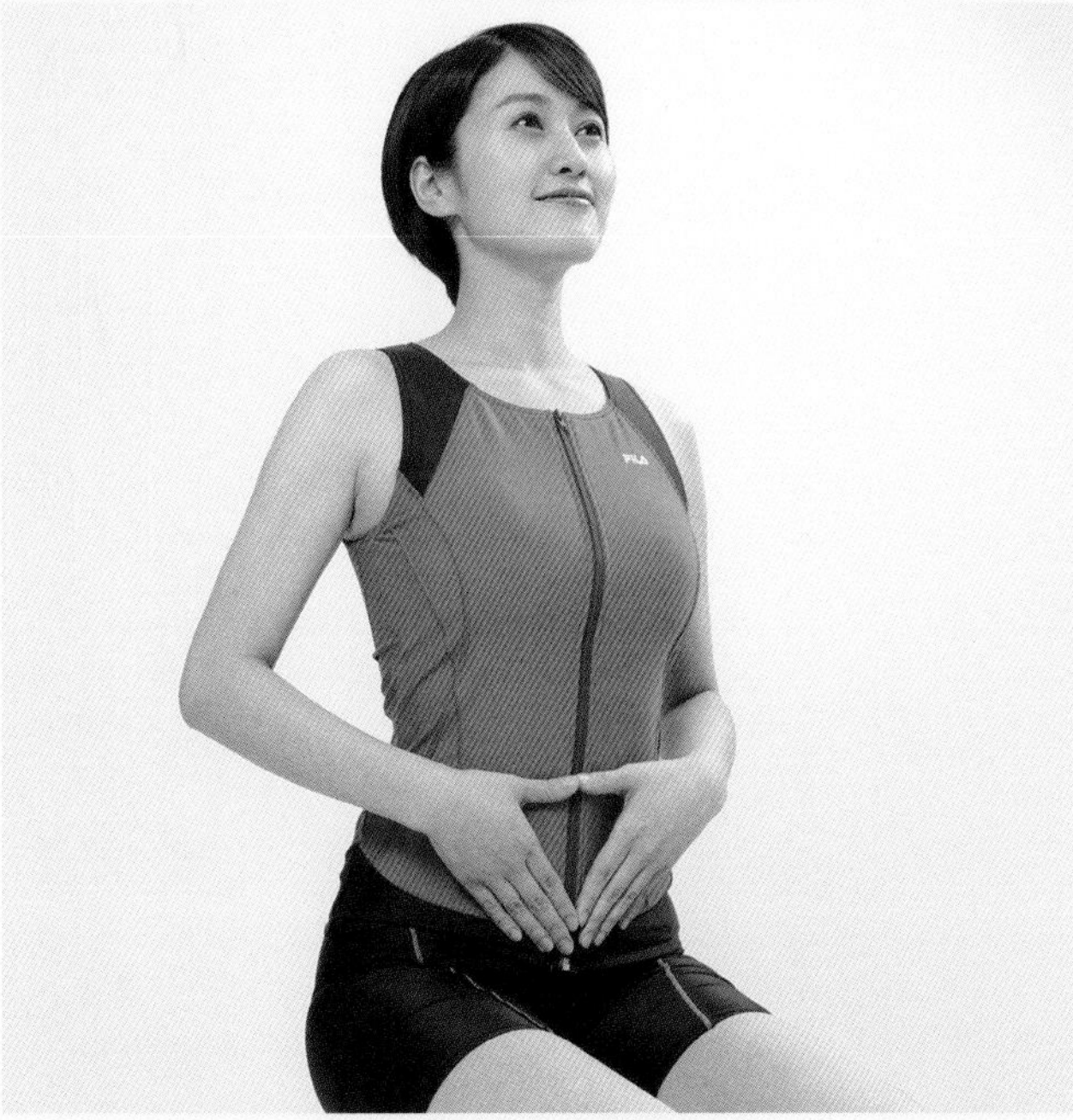

ストレスやイライラを感じたら、座って行う横隔膜ブレスをその場で実行して自律神経を整えよう。

たと感じたときにも横隔膜ブレスを行って気持ちを鎮めたそうです。

**初めのうちは、「おなかを膨らませて長く息を吸う」「おなかをへこませて息を吐く」という動きがうまくできなかったそうですが、寝た姿勢でゆっくり行っているうちにうまくできるようになったといいます。**

**1ヵ月後、明るい表情で再診に訪れた吉野さんは「ストレスが減って不整脈が起こらなくなり、夜も熟睡できるようになった」と話してくれました。**精神安定剤も不要になった吉野さんは、現在も横隔膜ブレスを続け、不整脈の再発防止に役立てています。最近では、娘さんや友人との外出も楽しんでいるようです。

# 突然起こった発作性心房細動が横隔膜ブレスと呼吸筋ストレッチで改善し、脳梗塞の不安が解消

江口公夫《えぐちきみお》さん（65歳・仮名）は、50代半ばを過ぎたころから飲酒後に心臓がドキンと脈打つことがあったそうですが、病院には行きませんでした。すると60歳を迎えるころ、**仕事中に突然、激しい動悸《どうき》と胸の圧迫感を覚え、近隣の病院に駆け込んだのです。そして、急性の心房《しんぼう》細動（発作性心房細動）と診断され、発作を抑える治療を受けることで事なきを得たといいます。**

心房細動は脳梗塞《こうそく》を起こすことがあるので、きちんと不整脈の専門医に診てもらおうと、5年前に私のクリニックに来院。それまでの経緯を聞いた私は、江口さんに頓用《とんよう》の抗不整脈薬と血栓を防ぐ抗凝固薬を処方し、食事や不規則な生活の見直しに加え、「横隔膜《おうかくまく》ブレス」と「呼吸筋ストレッチ」をすすめました。

**毎日これらに取り組んだ江口さんは、上半身が柔軟になって呼吸が深くなり、症状のみならず検査においても明らかに心房細動の発作が起こらなくなったそうです。**5年たった今も、横隔膜ブレスなどを続けて快調な日々を送っています。

# 第4章

# 突然死も招く不整脈「心房細動」の発作が45％減！欧米実証のヨガ効果！胸痛や胸苦しさが消える人続出の「1分心臓ヨガ」

はしもと内科外科クリニック院長
橋本和哉

# 心房細動には心身をリラックスさせるヨガが有効で米国の試験では発症率半減、北欧では脈も血圧も安定と確認！

心房細動《しんぼう》（30～31ジペー参照）は、心臓の上部にある心房を収縮させる電気信号が乱れ、心臓の拍動が異常に速くなってしまう危険な不整脈です。

心房細動が慢性化すると、脳梗塞《こうそく》や心不全を招く危険が大きくなるので定期的な検査が欠かせません。また、過剰なストレスや過労、睡眠不足といった悪習慣は心臓の負担を増やすため、心房細動の人は特に注意が必要です。

**内科医の私は、心房細動に悩む患者さんに対し、西洋医学の治療を行うとともに、東洋医学や整体の考えをもとにした治療を行っています。中でも、心房細動の患者さんに最適な運動療法といえるのが「ヨガ」です。**

そもそも、心房細動に対する運動療法の効果は、さまざまな研究で明らかになっています。ヨガは、日ごろ体を動かす機会が少ない人でも無理なくできる運動であり、ストレスや過労、睡眠障害を退け、心房細動の改善にも役立ちます。

**実際に、心房細動に対するヨガの効果は、世界各国で報告されています。**

まず、米国のカンザス大学病院では、心房細動の患者さんに最初の３ヵ月間は自分の好きな運動、残りの３ヵ月間はヨガを行ってもらいました。すると、好きな運動をやったときに比べ、ヨガをやった後半の３ヵ月間は、心房細動の起こる平均回数が３・８回から２・１回に45％も減少していたのです。

次に、スウェーデンにある医科大学のカロリンスカ研究所は、発作性心房細動の患者さんを対象にヨガの効果を調査しました。その結果、心拍数と血圧が低下し、ＱＯＬ（生活の質）の向上が認められたのです。

## ヨガの心房細動に対する効果

### ●米国の研究

心房細動の患者さんに、試験の前半の３ヵ月間は好きな運動、後半の３ヵ月間はヨガをやってもらった結果、ヨガを続けた後半に心房細動の発症率がほぼ半減（45%減）した。

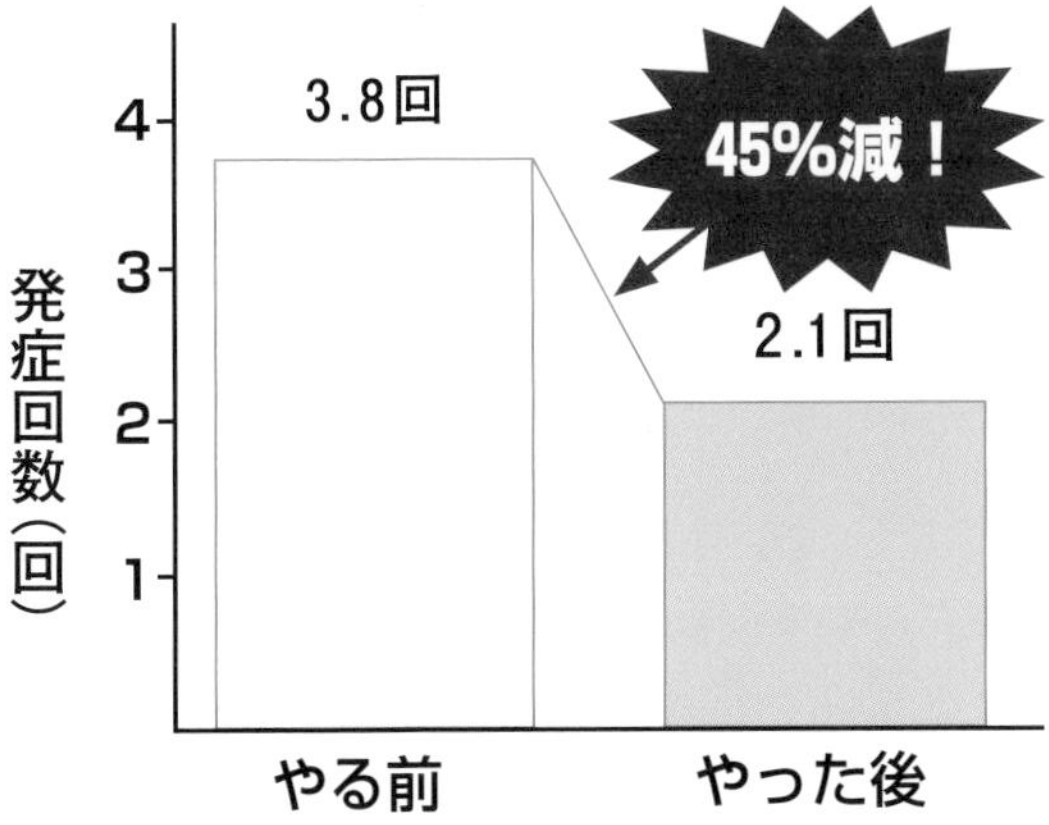


### ●スウェーデンの研究

発作性心房細動の患者さんに、プロの指導のもと週１回のペースでヨガを３ヵ月間行ってもらった結果、心拍数と血圧が低下して、ＱＯＬ（生活の質）も向上した。

# ヨガが心房細動を防ぐのは神経の興奮を抑え、背骨や肋骨のゆがみを正して心臓の負担を減らすため

約5000年前にインドで誕生したヨガには、心・体・呼吸を調和し、心身を健康にするさまざまな効果があるといわれますが、心房《しんぼう》細動の改善に役立つ理由としては以下の3つが考えられます。

**理由の1つめは、ヨガに自律神経**（意志とは無関係に血管や内臓の働きを支配する神経）**の乱れを整える効果があること**です。ヨガは、基本的に腹式呼吸（53ページの図参照）をやりながら行います。腹式呼吸をすると体を休める副交感神経が優位になり、心身がリラックスして速くなった拍動のリズムが正常になります。

**理由の2つめは、ヨガに背骨のゆがみを正す効果があること**です。心臓は胸のところで肋骨《ろっこつ》に囲まれていますが、背骨がゆがめば肋骨もゆがみます。すると、心臓が圧迫されて負担が増し、拍動が乱れる原因になります。その点、ヨガをやると背中まわりの筋肉が動き、緊張がほぐれます。そして、ゆがんだ背骨が自然なS字状のカーブに正され、拍動の乱れを整えることに役立つと考えられます。

**理由の3つめは、ヨガをやると全身の血流がアップすることです。**不整脈の人は、たいてい動脈硬化が進行しており、全身の血流が悪くなっています。動脈硬化で血流が滞っている人は、筋肉を動かして生じるポンプ作用により、心臓に血液をスムーズに戻すことが肝心です。

**ヨガは、とてもゆっくりとした動きでありながら、体のすみずみの筋肉を使って行います。全身を効率よく動かすことで、自然に血流が促され、心臓の負担も減り、心房細動の予防に役立つというわけです。**

## ヨガが心房細動の改善に役立つ理由

### ①自律神経の乱れを正す

腹式呼吸で副交感神経が優位になり、心身がリラックスする。その結果、速くなった拍動のペースが落ちて脈が正されやすくなる。

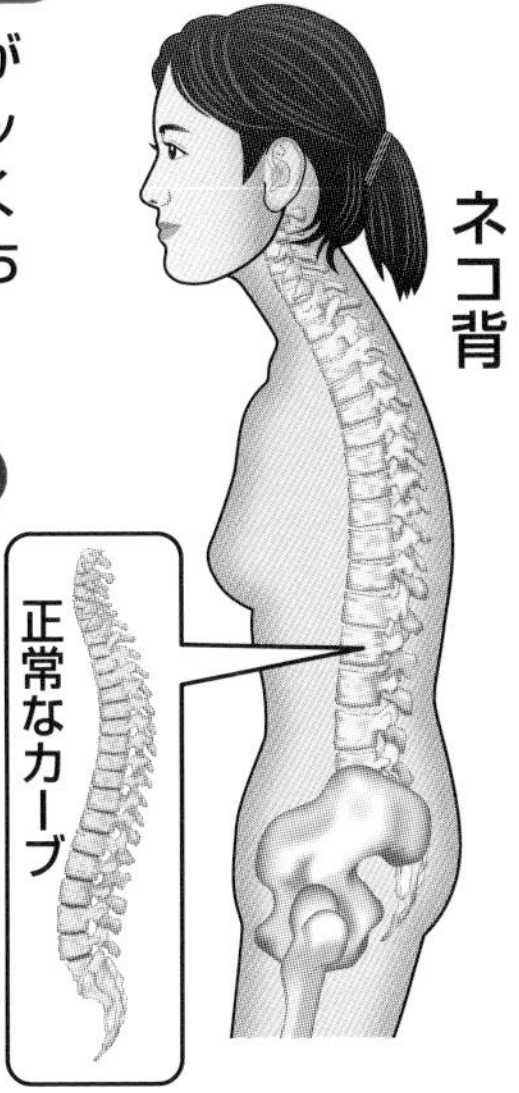


### ②背骨のゆがみを正す

緊張した背骨まわりの筋肉をほぐす効果があり、背骨が自然なS字状のカーブに矯正される。その結果、拍動の乱れを防ぎ、心房細動の改善につながる。

### ③全身の血流がアップ

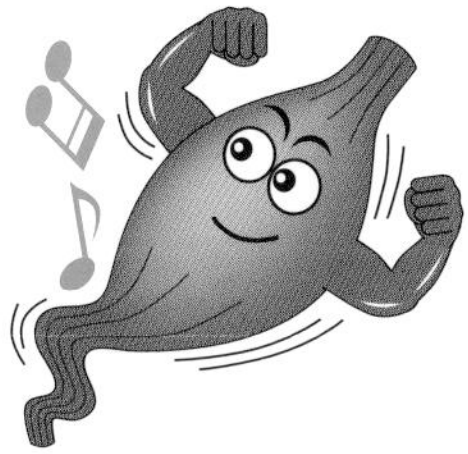

筋肉を使って全身を効率よく動かすことで、血流が促される。すると、心臓への負担が減り、脈が安定しやすくなる。

# 脈の乱れも正す効果を高めた「1分心臓ヨガ」を心房細動の患者さんにすすめたら発作の治まる人が続出

私のクリニックでは、2004年からヨガ教室を開いており、さまざまな病気や不調に悩む患者さんにヨガの指導を行っています。ヨガ独特のゆったりとした動きや呼吸法は患者さんにとって心地よく感じられるようで、みなさんが積極的に取り組んでおり、症状改善に役立っています。

**このヨガ教室で、心房《しんぼう》細動をはじめとする不整脈の患者さんに指導しているのは、私が考案した「1分心臓ヨガ」です。これは、心臓の若返り効果を最大限に引き出すことを目的としたヨガで、「体を動かせる範囲で行う」「寝たり座ったりしたまま行う」といった簡単な動作で行うため、誰でも簡単に取り組めます。**

そもそも、心房細動の人は「心臓に負担がかかるのではないか」といった不安がつきまとい、運動することに戸惑いを感じることが少なくありません。その点、1分心臓ヨガは心臓に負担がかからないので安心して行えます。

**1分心臓ヨガには「胸開きのポーズ」**（74～75ページ参照）、**「尻《しり》上げのポーズ」**（76

## クリニックでも1分心臓ヨガを指導

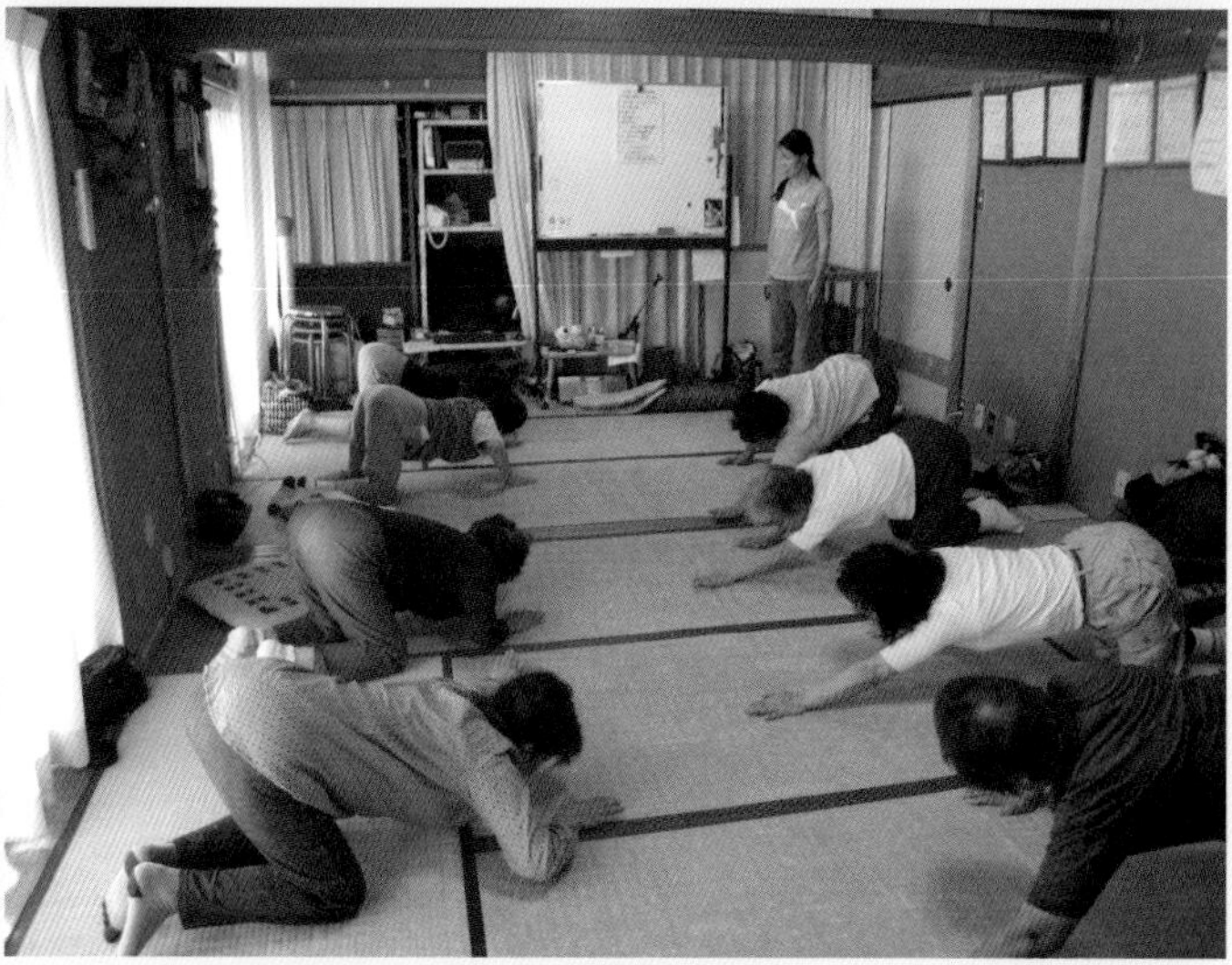

クリニックのヨガ教室で指導を受けている患者さんたち。同教室では1分心臓ヨガをはじめ、さまざまなヨガを指導しており、不整脈の改善に大きな成果を上げている。

～77ページ参照）、**「腹ねじりのポーズ」**（78～79ページ参照）の3パターンがあります。くわしいやり方は、それぞれの図解を参照してください。

**1分心臓ヨガを行うときの重要なポイントは呼吸法（腹式呼吸）です。**ゆっくりと呼吸することが肝心で、特に息を吐くときは長くゆっくり吐くことを意識しましょう。

**体を動かすときには、無理は禁物です。体を激しく動かすと、体を活発に働かせる交感神経が刺激され、拍動が速くなるおそれがあります。リラックスしながら、ゆっくりとした動作で行いましょう。**

これまで多くの患者さんが1分心臓ヨガを実践しており、心房細動の発作の抑制に成果を上げています。

心房細動　心房粗動　上室頻拍

# 1分心臓ヨガ

各ポーズ約1分

やり方図解❶

## 胸開きのポーズ

❶ 胸開きのポーズスタート → ❷ → ❸

体操の効果

胸を張ることで心臓の圧迫感を取る。

❶

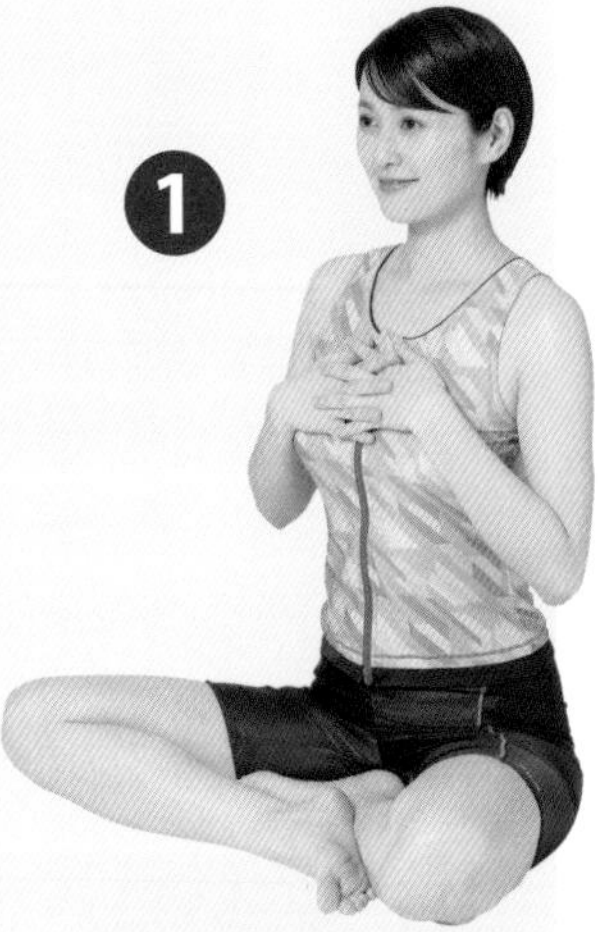

床に座り、一方の足のかかとを手前に引き寄せ、他方の足をその外側に置き、両足のかかとを前後に並べる。背すじを伸ばし、両手の指を組んで胸の上に置く。

❷

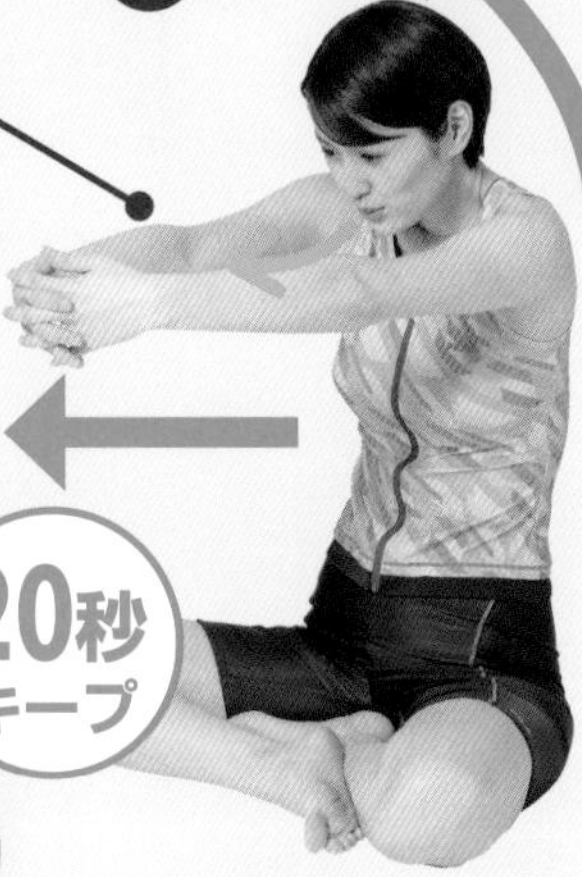

まず鼻から静かに息を吸い、次に口からゆっくり息を吐きながら❷の動作を行う。

※できる範囲でOK！

20秒キープ

初めに軽く息を吸い、ゆっくり口から息を吐きつつ首と肩の力を抜いて背中を丸めながら、組んだ両手をグーッと前に押し出す。らくに呼吸しながら、この姿勢を20秒間保つ。

❸

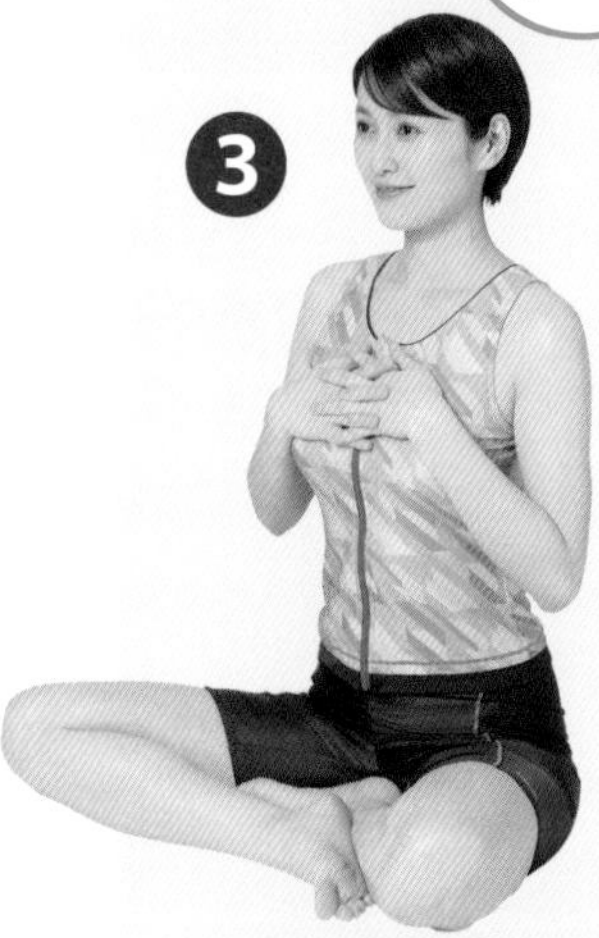

❷の姿勢から、息を吸いながら、ゆっくり背中を起こし、伸ばしていた両手を引き寄せて胸の上に置く。ひと呼吸休む。

約1分 ← ⑤ ← ④

❺

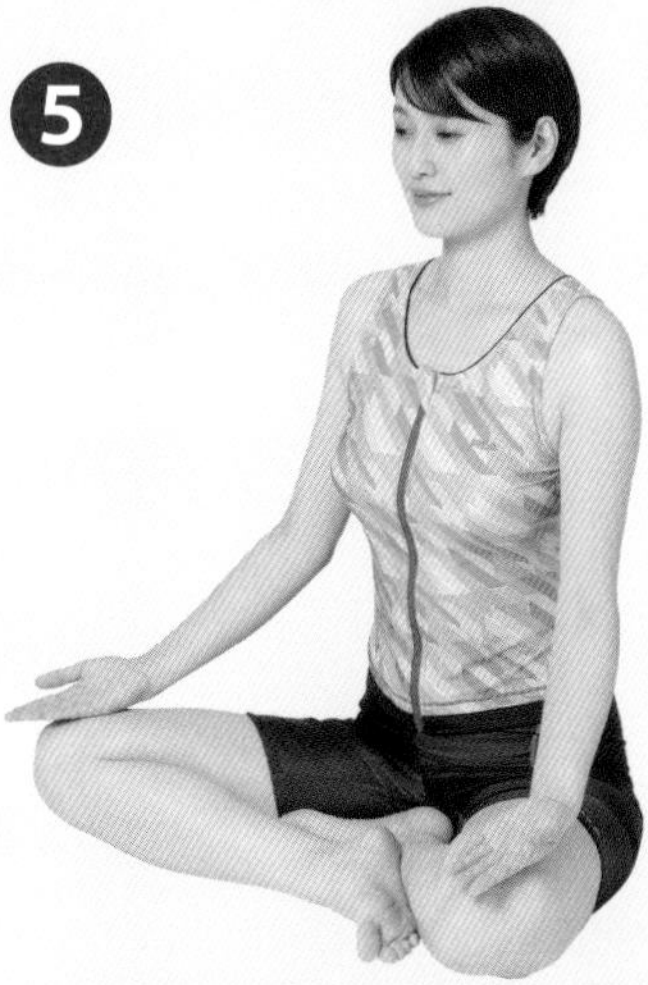

息を吐きながら静かに頭をもとに戻す。頭の後ろの両手を外し、腕をらくにしてひざの上に置き、呼吸を整える。

**ポイント**

- イスに座って行ってもいい。その場合は背中がきちんと反るように、浅く腰掛けて行う
- 体の余分な力を抜き、体の深部の感覚に気持ちを集中させて行う

4回 呼吸

頭を手で押して、手で後頭部を支える

❹

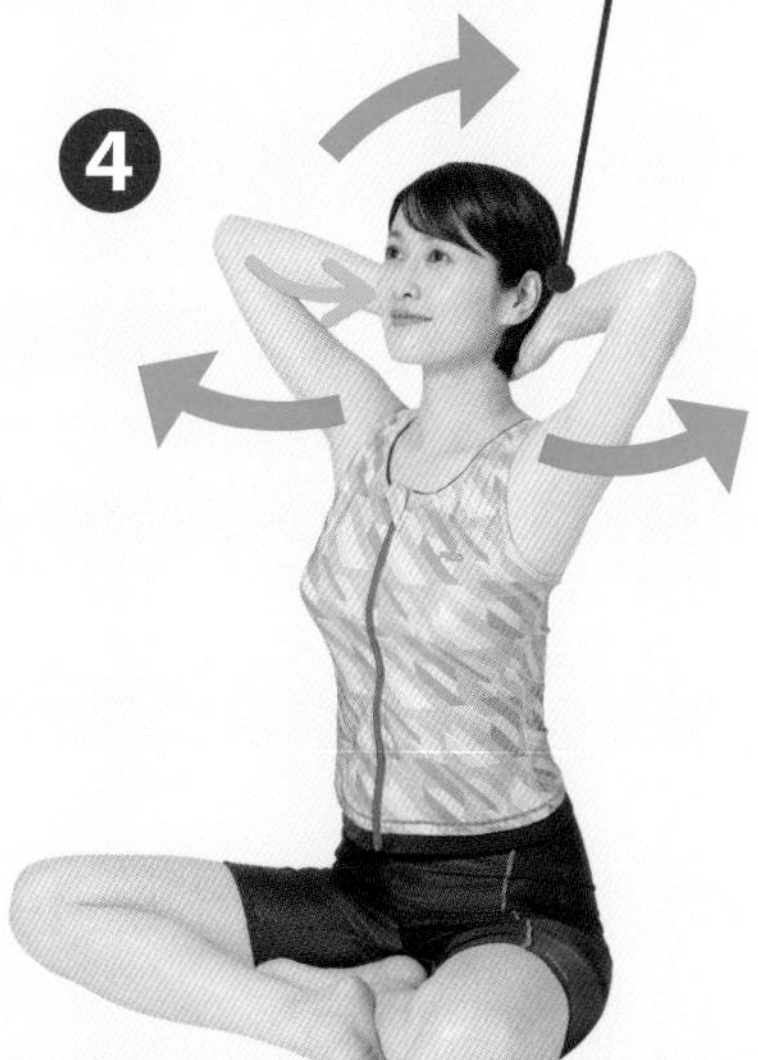

両手を頭の後ろに置く。息を吸いながら両ひじを横に開いて胸を張り、顔をゆっくりと上に向ける。この姿勢のまま、呼吸（吸う・吐く）を4回くり返す。

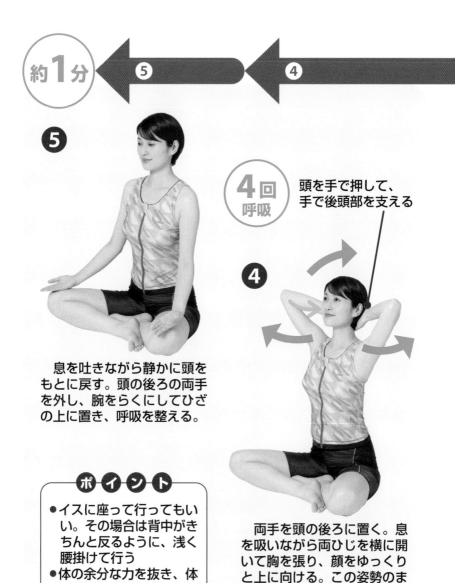

やり方図解❷

## 尻上げのポーズ

❶ 尻上げのポーズスタート → ❷

**体操の効果**　体幹を鍛え、背骨のゆがみを取る。

❶

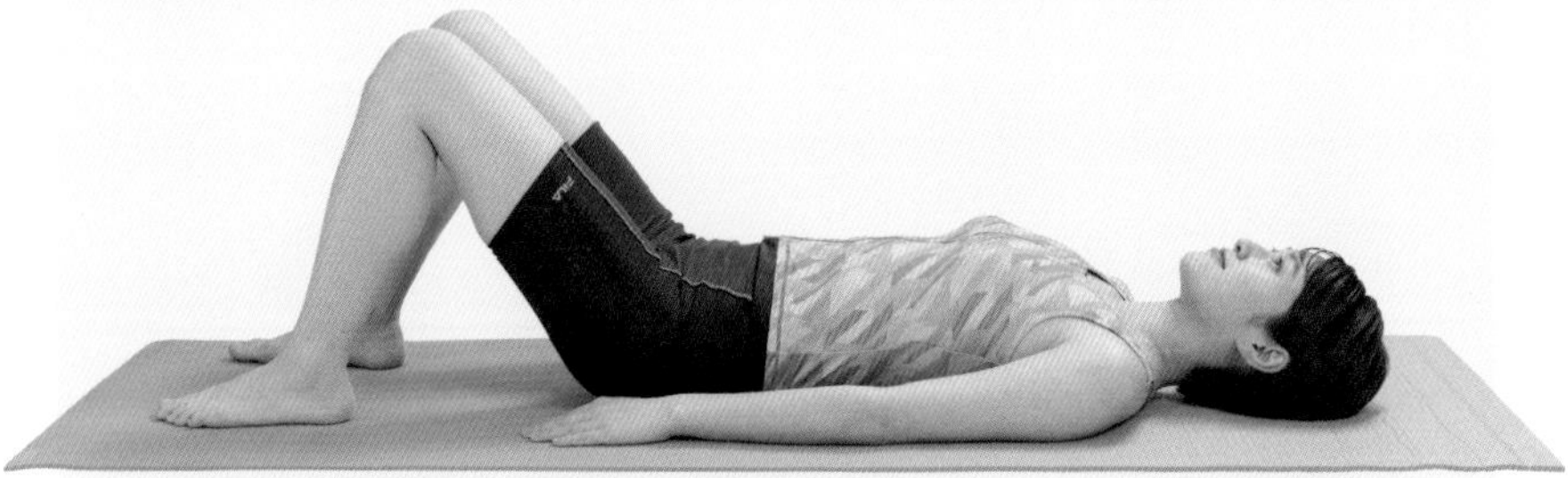

あおむけに寝た姿勢で、両足を腰幅に広げて両ひざを立ててかかとを引き寄せる。かかとの位置はひざから少し前にする。両腕は体に沿ってまっすぐ伸ばし、手のひらは床に着ける。

❷

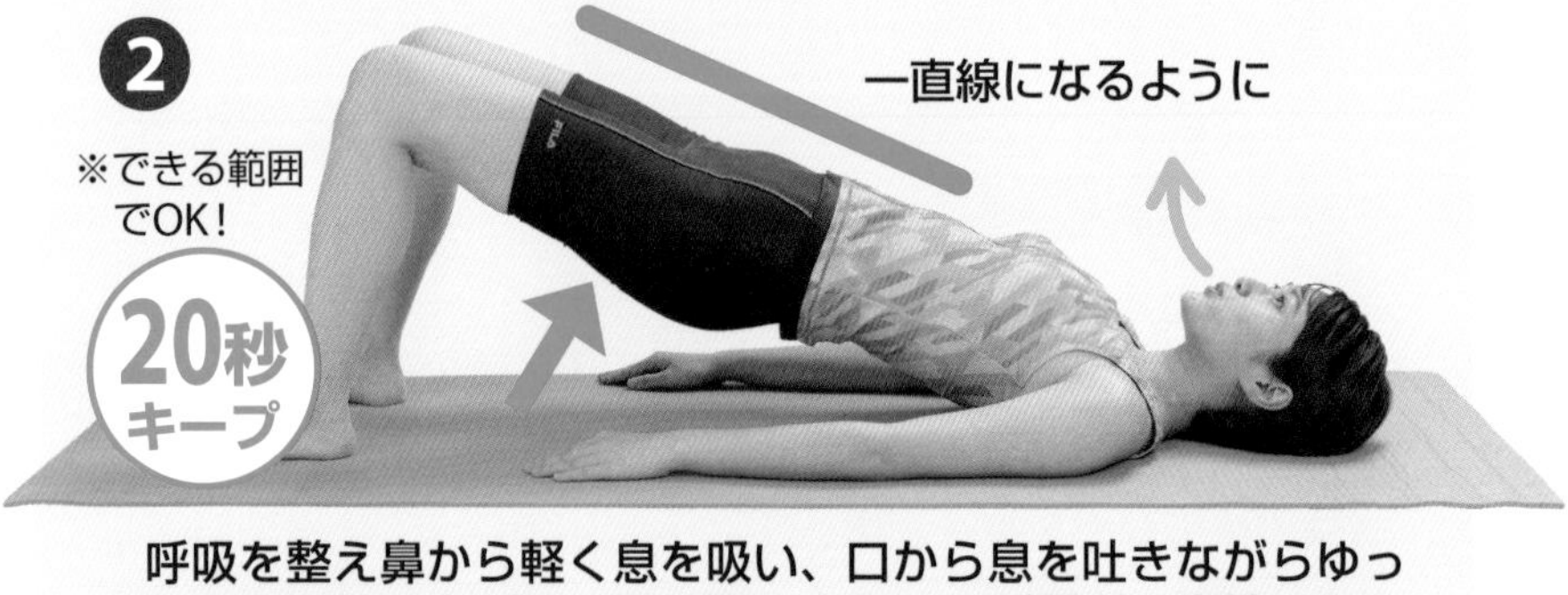
一直線になるように
※できる範囲でOK!
20秒キープ

呼吸を整え鼻から軽く息を吸い、口から息を吐きながらゆっくりお尻を持ち上げる。肩～腰の中心～ひざ頭が一直線になるまでお尻を持ち上げ、その姿勢を20秒間程度保つ（らくな呼吸）。

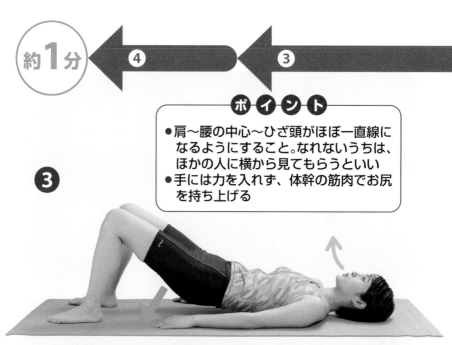

**ポイント**

- 肩〜腰の中心〜ひざ頭がほぼ一直線になるようにすること。なれないうちは、ほかの人に横から見てもらうといい
- 手には力を入れず、体幹の筋肉でお尻を持ち上げる

❸

その姿勢から、口から息を吐きながら、背中→腰→お尻の順に持ち上げた体を下げ、姿勢をもとに戻していく。

❹

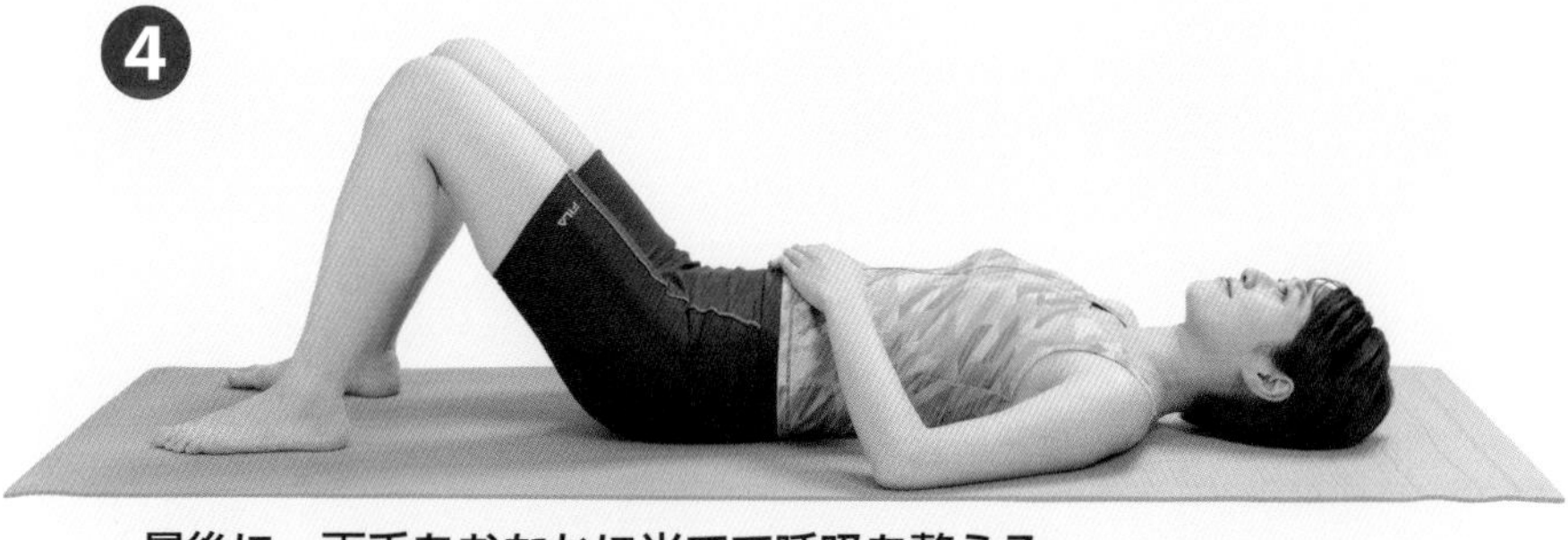

最後に、両手をおなかに当てて呼吸を整える。

やり方図解❸

## 腹ねじりのポーズ

②　←　① 腹ねじりのポーズスタート

❶

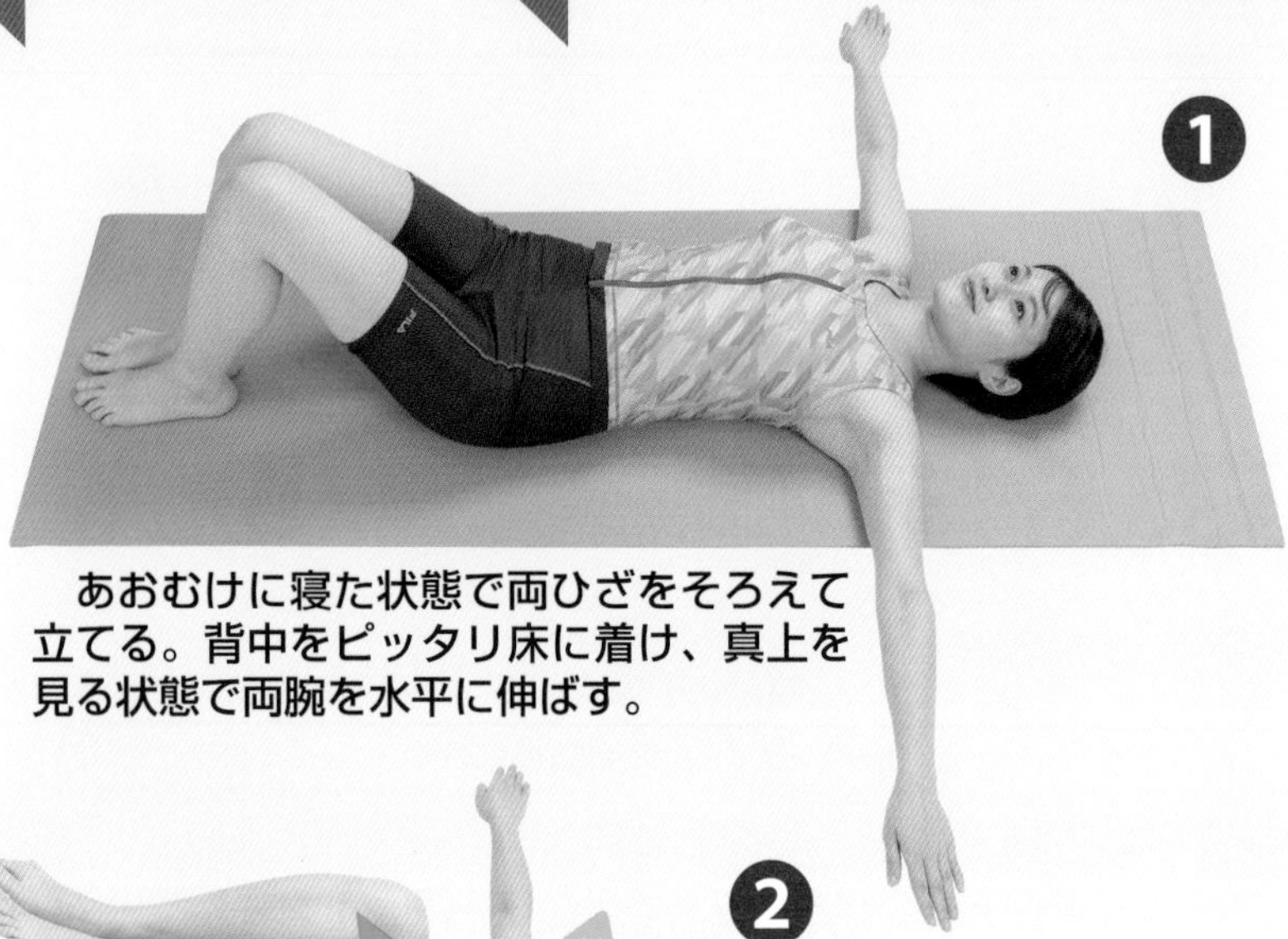

あおむけに寝た状態で両ひざをそろえて立てる。背中をピッタリ床に着け、真上を見る状態で両腕を水平に伸ばす。

❷

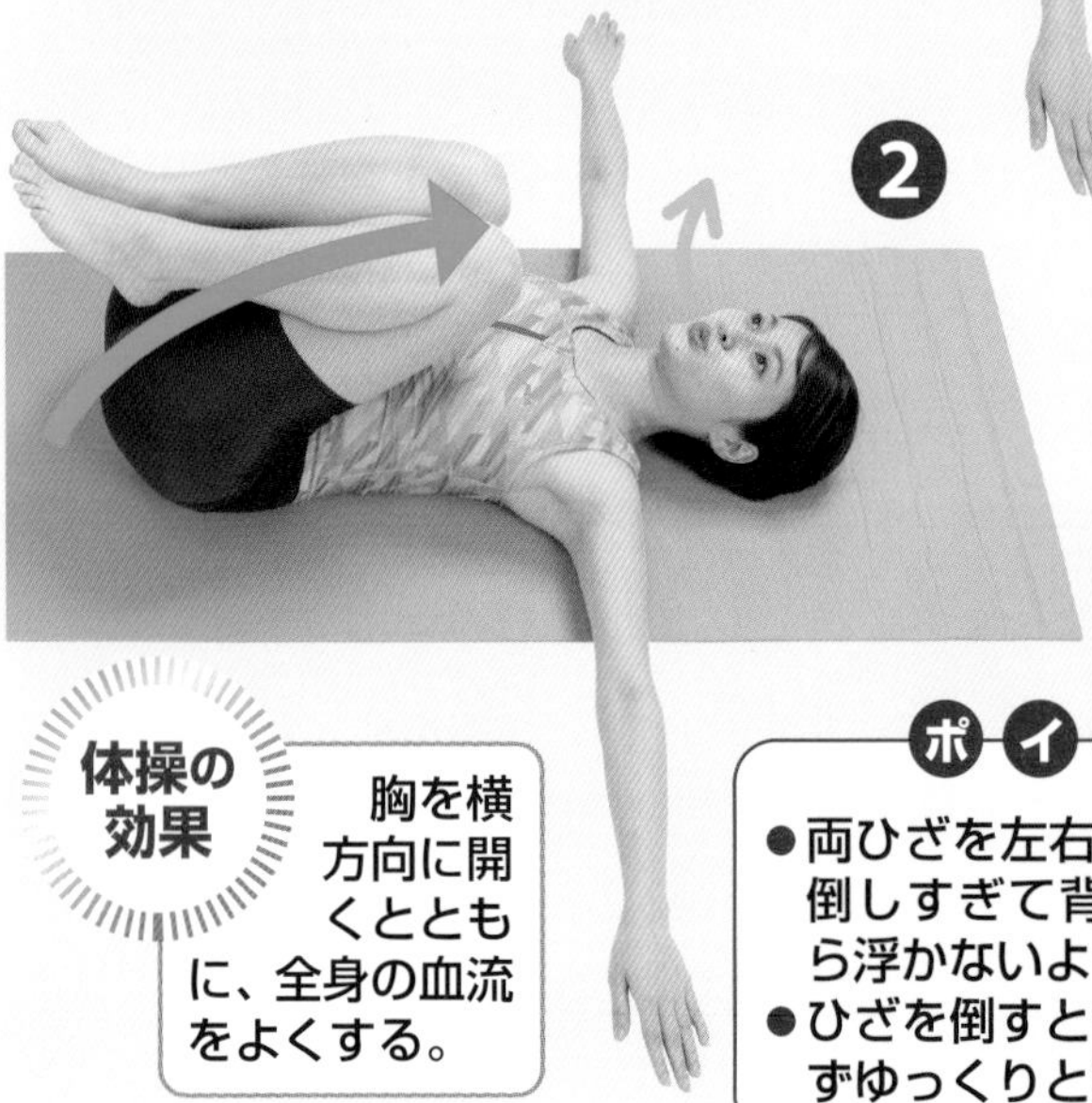

まず鼻から息を吸い、次に口から息を吐きながら両ひざを胸に引き寄せる。

**体操の効果**

胸を横方向に開くとともに、全身の血流をよくする。

**ポイント**

- 両ひざを左右に倒すさいは、倒しすぎて背中や肩が床から浮かないように注意する
- ひざを倒すときは、急に倒さずゆっくりと動かしていく

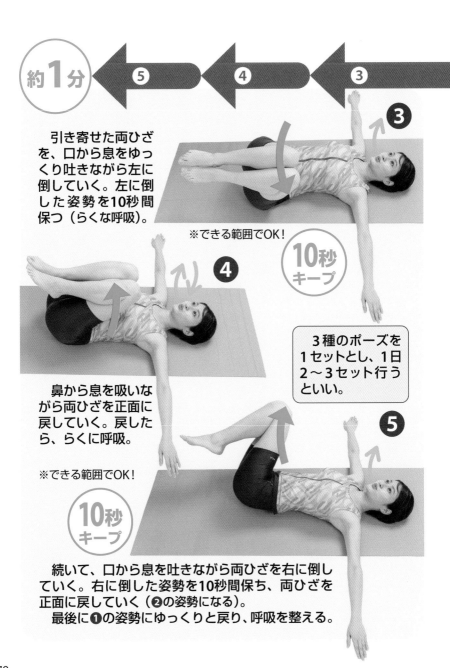

❸

引き寄せた両ひざを、口から息をゆっくり吐きながら左に倒していく。左に倒した姿勢を10秒間保つ（らくな呼吸）。

※できる範囲でOK！

10秒キープ

❹

3種のポーズを1セットとし、1日2～3セット行うといい。

鼻から息を吸いながら両ひざを正面に戻していく。戻したら、らくに呼吸。

※できる範囲でOK！

10秒キープ

❺

続いて、口から息を吐きながら両ひざを右に倒していく。右に倒した姿勢を10秒間保ち、両ひざを正面に戻していく（❷の姿勢になる）。

最後に❶の姿勢にゆっくりと戻り、呼吸を整える。

# 1分心臓ヨガを行ったら階段で動悸や息切れが起こる心房細動が改善し、脈が安定

山本和彦《やまもとかずひこ》さん（72歳・仮名）は、ゴルフのプレイ中に痛めた腰を治したいと、5年ほど前に私のクリニックを訪ねてきました。ところが話を聞くと、**山本さんは腰痛だけでなく、以前からときどき脈が速くなる頻脈を自覚し、階段を上るときや運動の途中などに動悸《どうき》や息切れも起こっていたのです。**

**そこで心電図検査を行ったところ、心拍数が毎分130回（健康な人は毎分50〜100回）もあり、心房《しんぼう》細動を起こしていることがわかりました。**

私は山本さんには、腰痛を和らげるための整体治療を行うとともに、心房細動の改善のために薬を処方。さらに自宅では、心房細動を予防する効果が高い「1分心臓ヨガ」を行うようすすめました。

山本さんはネコ背でもあり、この背骨のゆがみが腰痛を引き起こし、さらに胸郭《きょうかく》を狭くして心臓に負担をかけているのではないかと判断した私は、背骨のゆがみを正すヨガが山本さんに最適と考えたのです。

## 体が一直線になるまでお尻を上げる

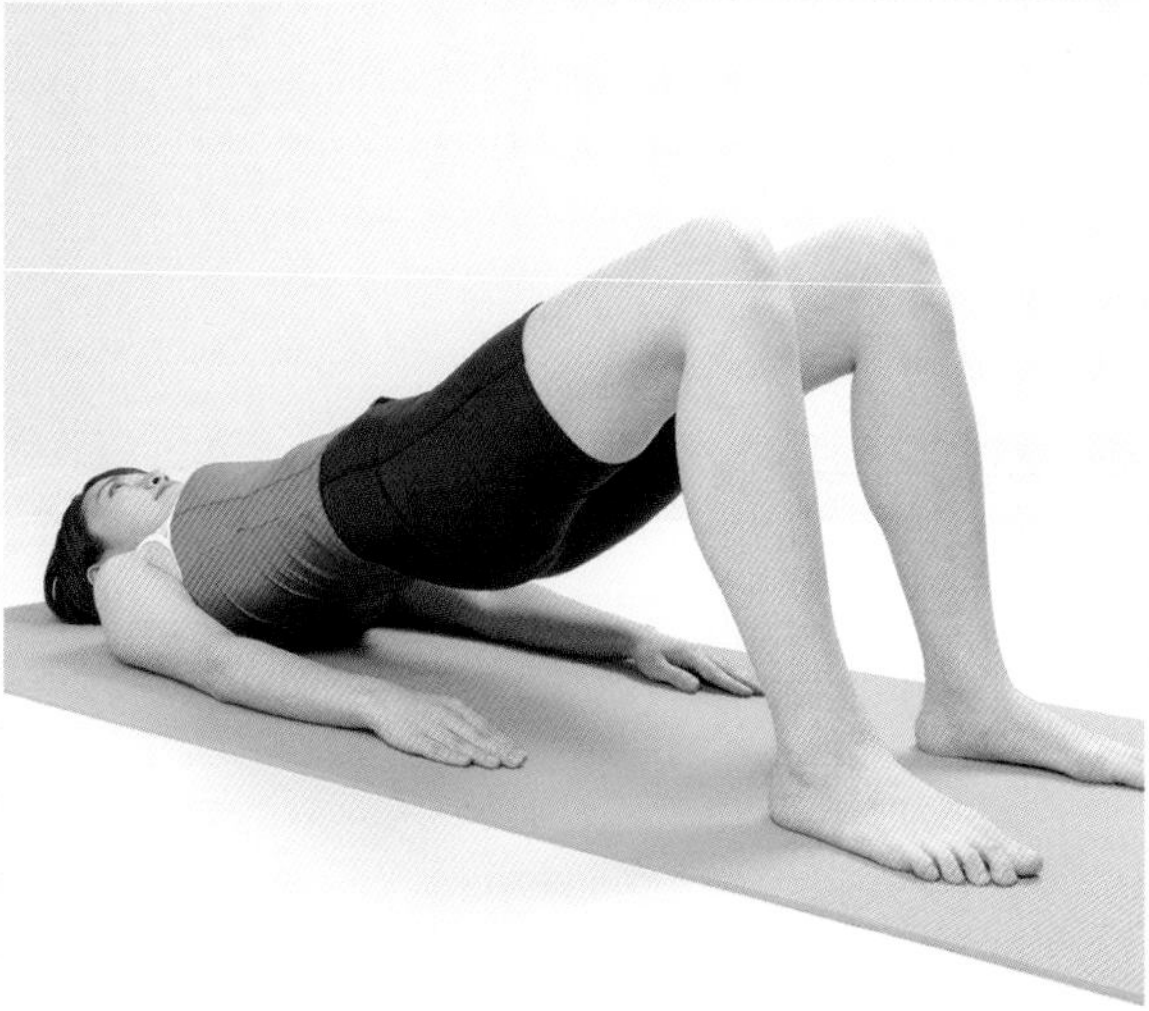

お尻を上げて体をまっすぐ伸ばす尻上げのポーズで肺を包む胸郭が広がり、呼吸がらくになる。

山本さんは自宅でほぼ毎日、就寝前に1分心臓ヨガを開始しました。最初は尻《しり》上げのポーズをすると腰に痛みを感じたそうですが、できる範囲で行っていくうちに、徐々に体をスムーズに動かせるようになったといいます。

**1ヵ月後、当クリニックを訪れた山本さんは、頻脈を自覚することが少なくなり、動悸や息切れの症状も軽くなり、腰痛も和らいだと話していました。さらに、2ヵ月後には、心拍数が毎分66回と健康レベルになり、その後も維持できるようになったのです。**

今も1分心臓ヨガを続けている山本さんは、階段を上ったり速足で歩いたりしても動悸や息切れなどが起こらなくなりました。腰痛も起こらず、しばらく休んでいたゴルフも再開できたと大変喜んでいます。

# 心房細動の急な発作や呼吸困難が1分心臓ヨガで起こらなくなり、脳梗塞の再発もなし

食品会社の営業マンの河本慎三《かわもとしんぞう》さん（63歳・仮名）は、6年前に脳梗塞《こうそく》（心原性脳塞栓《そくせん》症）で倒れました。幸い、重い後遺症は残らなかったので仕事に復帰したものの、動悸《どうき》や呼吸困難、ときにはめまいにも襲われ、脳梗塞が再発するのではないかと常に不安を感じていたそうです。

**初診時の心電図検査で、河本さんの心拍数は毎分124回（健康な人は毎分50〜100回）もあり、心房《しんぼう》細動を起こしていました。そこで私は、薬を処方するとともに、自宅で「1分心臓ヨガ」を行うようすすめました。**多忙な河本さんも、これなら短時間でできるので、毎日、帰宅後に実行したといいます。

**すると1ヵ月後、河本さんは動悸や呼吸困難といった症状が減り、めまいは全く起こらなくなったそうです。再診時の検査で、心拍数も毎分約80回と大幅に改善していました。**不安感がなくなり夜も熟睡できるようになった河本さんは、その後も1分心臓ヨガを続け、心房細動や脳梗塞の再発を防いでいます。

# 第5章

## 動悸が気になる不整脈の代表「上室頻拍」の発作が止まる!病院の循環器科でも行う脈正し体操「バルサルバ法」

東邦大学医学部名誉教授
小田原循環器病院病院長
杉 薫

# 脈が急に速まり強い動悸をくり返すなら「上室頻拍」の疑い大で、発作が続くと息苦しさやめまいも起こる

突然、脈が速くなって胸にドキドキと動悸《どうき》を感じ、しばらくすると自然に治まる場合は「発作性上室性頻拍」（以下、上室頻拍）の疑いがあるでしょう。

上室頻拍は、心臓の上室（心房《しんぼう》）を含む組織で電気信号が旋回《せんかい》することで発症します。

**上室頻拍とは**

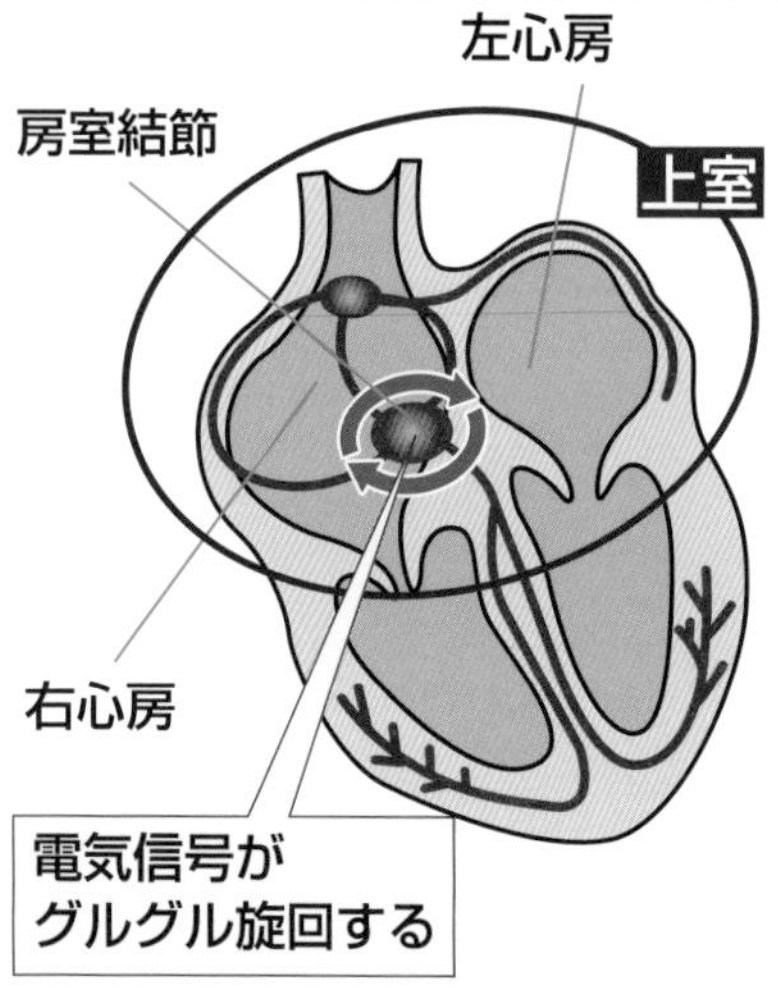


心臓の上室（心房）で電気信号が空回りして起こる不整脈。突然動悸が始まり、突然終わるのが特徴。

命の危険はほとんどありません。しかし、動悸が始まった直後に血圧が下がったり、長く続くと息苦しさやめまいを伴い、やがて手足が冷えてきて顔面が蒼白《そうはく》になったり、失神したりすることがあります。症状が強いようなら「カテーテルアブレーション」という治療をおすすめします。

# 上室頻拍は心拍の興奮を鎮める迷走神経を刺激する「バルサルバ法」で治まり、病院の循環器科でも活用

実は、上室頻拍の多くは、患者さんが自分で発作を止めることができます。

その方法が、15秒間息を止め、胸に力を入れながら息む「バルサルバ法」です。息を止めて息むことで、迷走神経（脳神経の一種。体を休ませる副交感神経とかかわりが深い）が刺激されて副交感神経が優位になり、房室《ぼうしつ》結節（右ページの図参照）の伝導が抑えられるので、頻脈が正常な脈に戻るのです。

**バルサルバ法は、上室頻拍の発作が起こった患者さんに緊急で試す第一選択の治療として国際的に認められています。**また、安全性の高い方法であることから、バルサルバ法は国内の病院の循環器科でも行われています。

**息を止めて迷走神経を刺激**

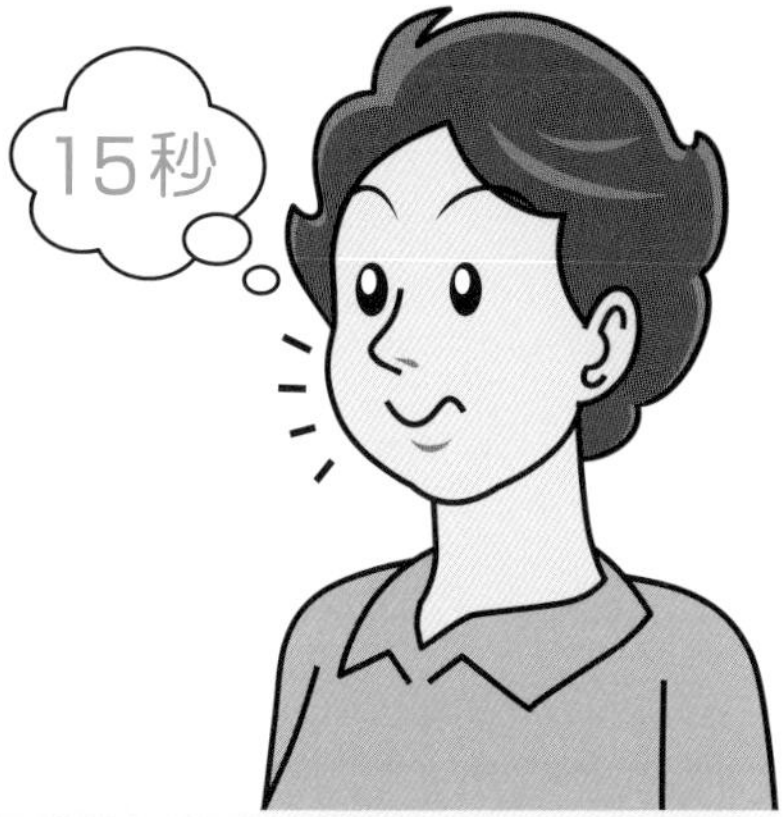


息を止め、胸に力を入れながら15秒間息む。これで迷走神経が刺激され、上室頻拍を抑制できる。

# バルサルバ法はあおむけに寝て両足をやや高く上げ、息を15秒こらえるだけで、発作は即座に治まる

息を15秒間こらえるだけで上室頻拍の発作を抑えられる「バルサルバ法」は、簡単で安全性の高いセルフケア法です。しかし、これだけで回復する患者さんは5～10%とされており、有効性を高めることが課題とされてきました。

**そんな中、英国の医師らによる研究チームが、息をこらえたあと、寝た状態で両足を上げる新たなバルサルバ法を開発。これによって、上室頻拍の発作を止めるバルサルバ法の有効性が大幅にアップしたのです。**ある試験によると、新たなバルサルバ法で1分以内に上室頻拍が停止した人の割合は43%と報告されています。4割強の改善率では少ないと感じる人がいるかもしれませんが、発作を止めるだけでも難しい不整脈をこれだけ即座に抑えられるのは画期的です。

**次ページから、従来のバルサルバ法に加えて、あおむけに寝て両足をやや高く上げる新しいバルサルバ法のやり方を紹介しています。**介助者がいる人は、両足を上げるのを補助してもらう（床との角度が約45度）といいでしょう。

1分体操❹

上室頻拍の発作

# バルサルバ法

やり方図解

## 発作時の緊急対処法

約1分

発作が起こる! → ① スタート → ② 息を止める → 15秒キープ

❶

まず、床に足を伸ばして座り、鼻から息をゆっくり吸い込む。

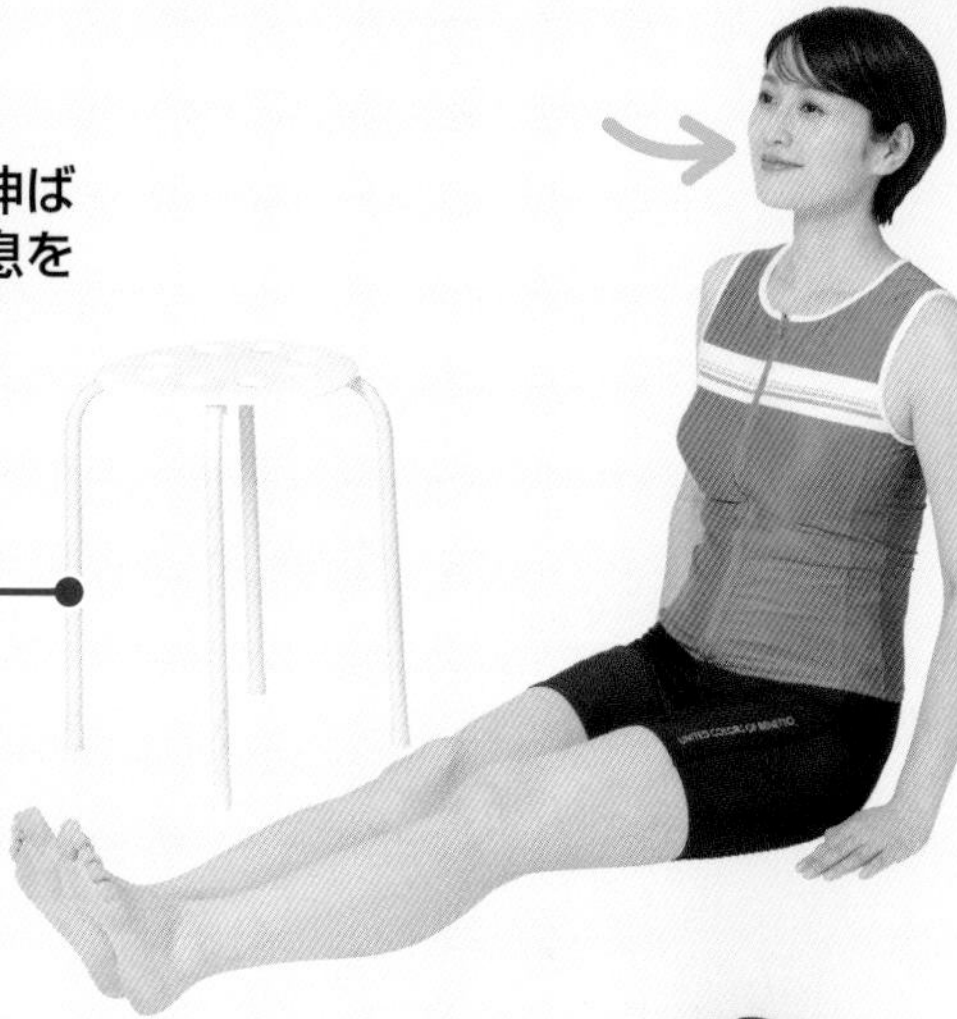
足を乗せるイスなどを用意しておく

❷

次に、息を止めて、排便時に息むような感じで腹部に力を入れ、約15秒間息を止めつづける。

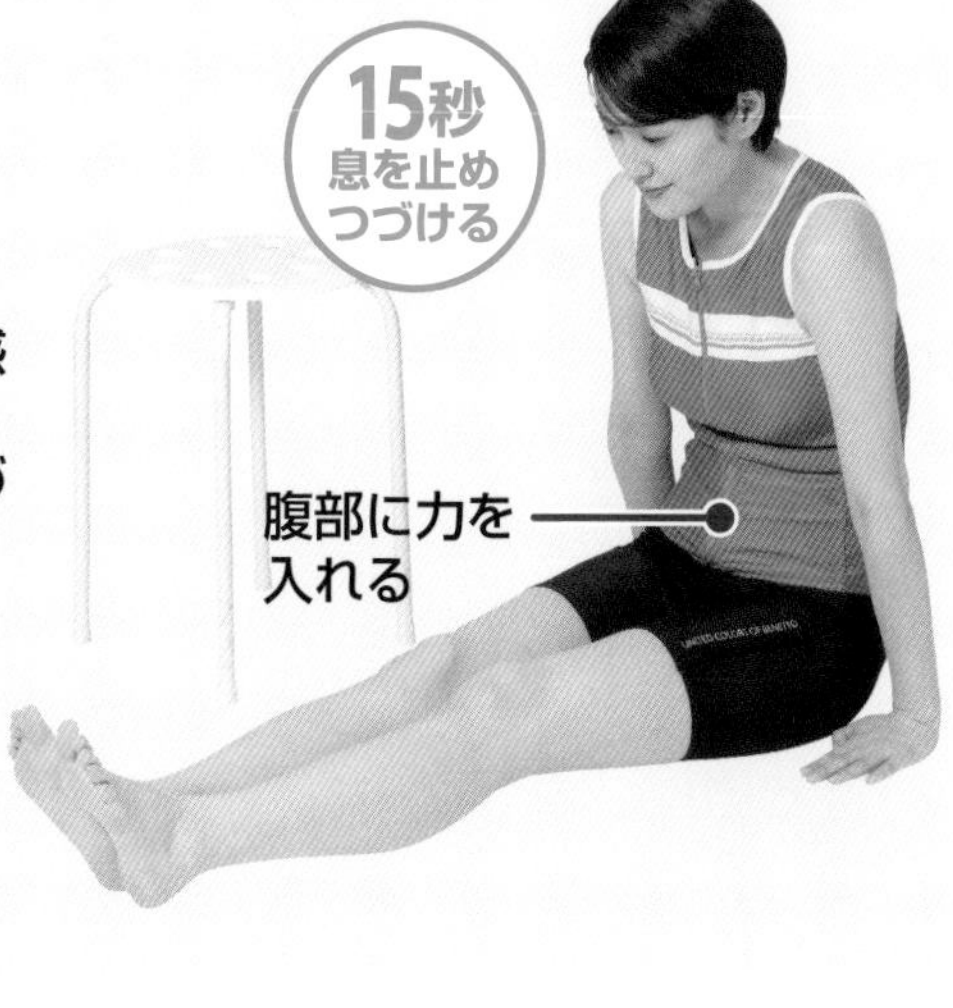
15秒息を止めつづける
腹部に力を入れる

←88ページに続く

# バルサルバ法

約1分

❹ 15秒キープ ❸ 足を上げる

❸

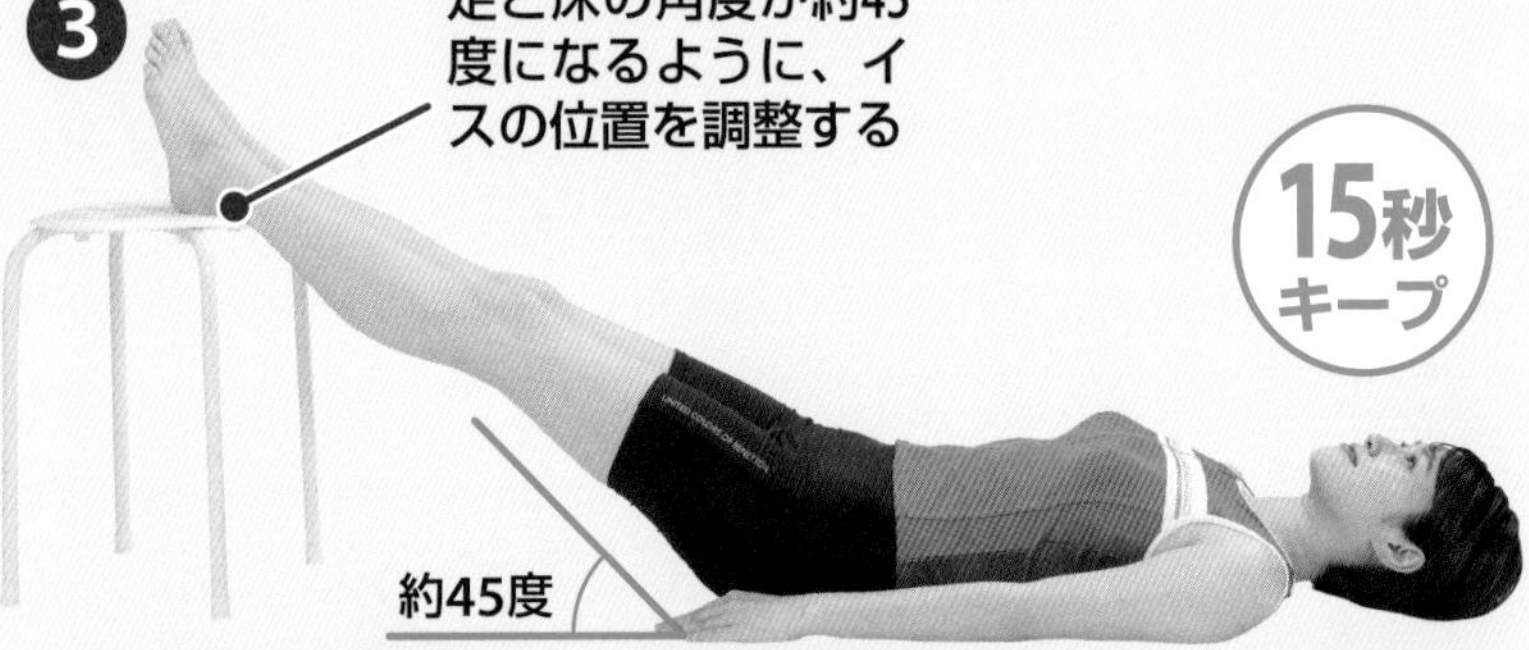
足と床の角度が約45度になるように、イスの位置を調整する
15秒キープ
約45度

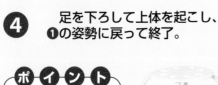

息を吐いて腹部の緊張をゆるめ、あおむけに寝ると同時に、足をイス（または台など）に乗せて約45度に持ち上げ、この状態を約15秒間維持する（らくに呼吸）。介助者がいる場合は、足を持ち上げてもらうといい。

❹ 足を下ろして上体を起こし、❶の姿勢に戻って終了。

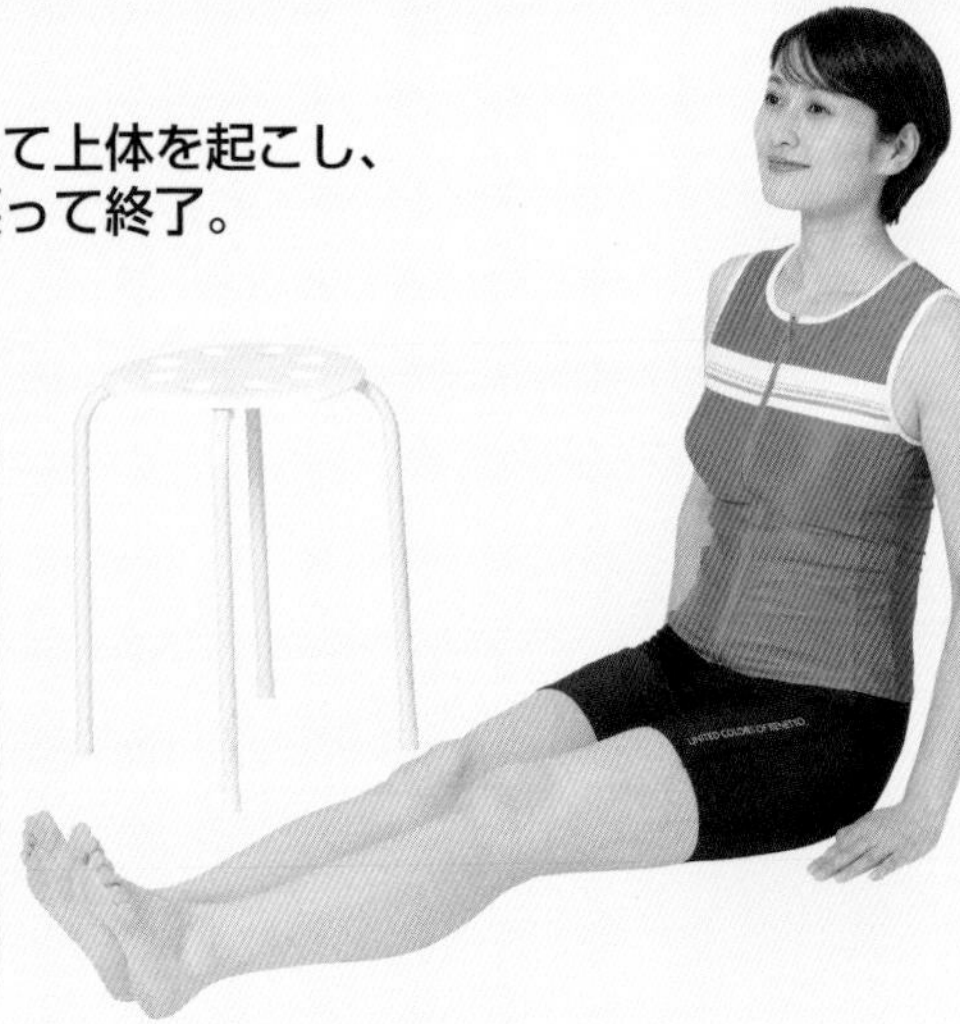

**ポイント**

- 発作が治まらない場合は、❶〜❹を2〜3回くり返す
- それでも治まらないときは、専門医に相談すること

# 第6章

## 不整脈に潜む「心不全・狭心症・心筋梗塞」が大幅改善！悪化も再発も防ぐと評判！心肺を強める東北大学病院式「心臓リハビリ」

東北大学大学院医学系研究科内部障害学分野教授
東北大学病院リハビリテーション部長
上月正博

# 「心不全や心筋梗塞など心臓病の患者さんが運動すると危険」は間違いで、動かないと悪化が進み再発も多発

**不整脈の多くは命に危険のない一時的な症状ですが、中には心不全（心臓のポンプ機能が衰え全身に血液をうまく送れない状態）、心筋梗塞《こうそく》、狭心症といった心臓病が原因として潜んでいるものもあります。**

とりわけ、心臓病で気をつけなければならないのは突然死を招く狭心症、心筋梗塞などの虚血性心疾患《しっかん》です。厚生労働省の調査でも、救命救急センターに搬送される重症急性冠症候群（急性の重い虚血性心疾患）の患者数は、心停止や外傷を除けば重症脳血管障害の次に多いと報告されています。

狭心症、心筋梗塞は、血液とともに酸素や栄養を心臓に送る冠動脈が動脈硬化を起こし、内腔《ないくう》が狭くなって血流が一時的に途絶えることで起こります。ですから、狭心症、心筋梗塞は老化に伴って誰もが発症しうる病気といえます。

**従来、こうした心臓病にかかったら運動は厳禁で、安静が第一とされてきました。**というのも、運動すると心臓に負担がかかると考えられていたからです。

## 狭心症・心筋梗塞が起こるしくみ

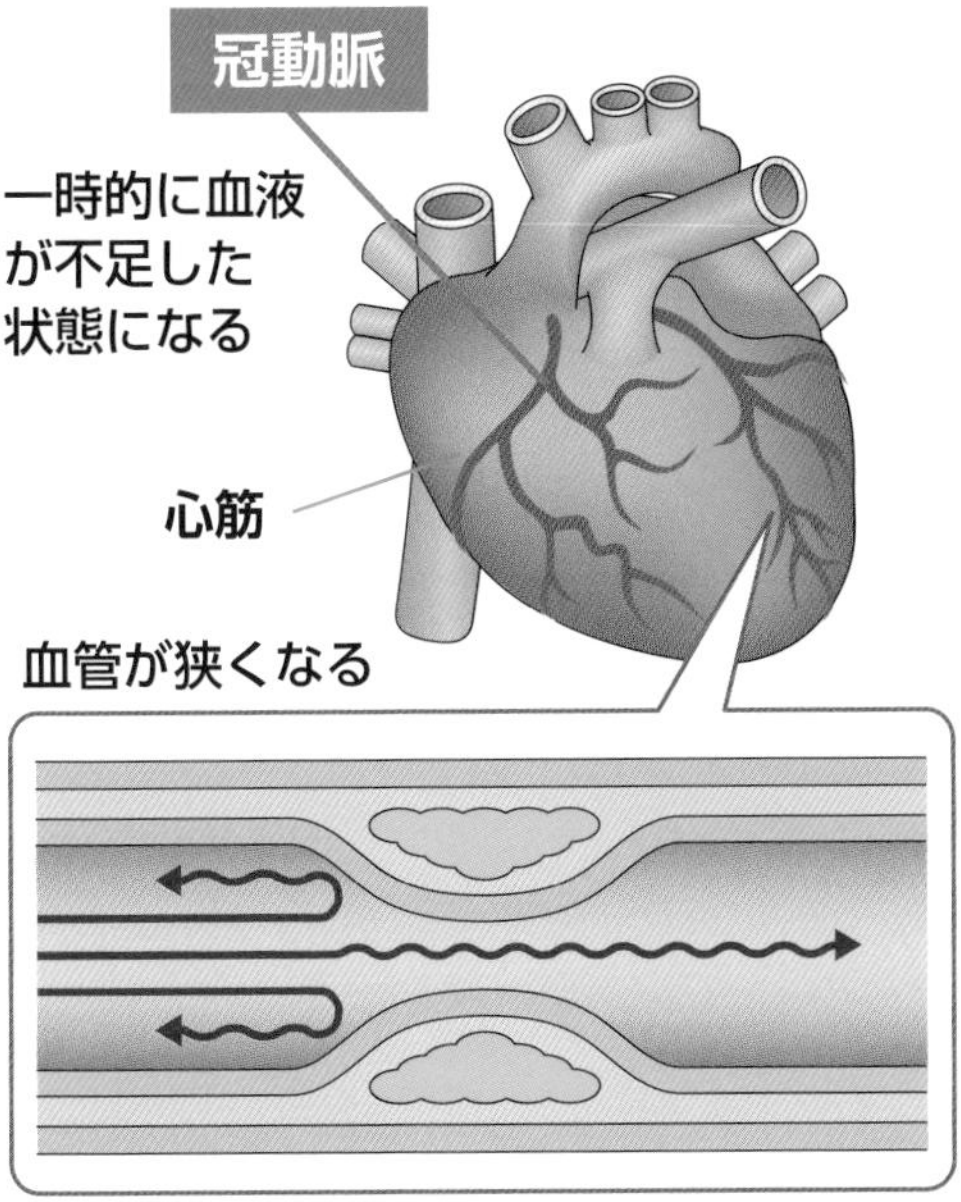


動脈硬化で冠動脈の内腔が狭くなり、一時的に心筋への血液の供給が不足すると、狭心症・心筋梗塞の発作が起こりやすくなる。

しかし、1999年にドイツの研究者が、心臓病の中でも安静が重要とされていた慢性心不全の場合でも、安静にしているよりも運動したほうが生存率を維持できるという画期的な論文を発表したことで、心臓リハビリテーション（心臓病患者の生活指導、食事指導、服薬指導、運動指導）の有効性が一気に認められ、現在では、多くの心臓病の治療で運動療法が行われています。

ところで、心臓病は、再発をくり返しやすいことも難点です。米国のある調査によると、心筋梗塞で入院した患者さんの37・5％は再発した人で占められていたと報告されています。そのように再発をくり返さないためにも、心臓病の人は適度な運動を心がけ、心臓の健康を守ることが肝心です。

# 運動を行えば心肺が強くなり心不全・狭心症・心筋梗塞が続々改善し再発を防ぐばかりか、不整脈の予防にも役立つ

心臓病に対する運動療法の効果を検証した、海外の研究を紹介しましょう。

米国ミネソタ州の試験では、心筋梗塞《こうそく》の回復期に運動療法を行うことで患者さんの寿命がどれだけ延びるのかを検証しました。すると、運動療法を行った患者さんの生存率は、心筋梗塞になっていない一般の人とほとんど差がなかったのです（6年後の生存率は90％程度）。また、同試験では、運動療法を行わなかった患者さんと一般の人の生存率も比較した結果、運動療法を行わなかった患者さんの生存率は一般の人よりも顕著に低くなっていました（6年後の生存率は50％程度）。

さらに、同研究グループは、心筋梗塞の重症度別に運動療法の効果を調べています。この試験では心筋梗塞の患者さんを、外来で運動療法を6ヵ月間行うグループ、運動療法を行わないグループに分類し、軽症から重症までの4レベルの重症度別に死亡率を比較しました。その結果、全4レベルで運動療法を行ったグループの3年後の死亡率は、運動療法を行わなかったグループに比べて大幅に低下

## 運動療法の効果（心筋梗塞の重症度別）

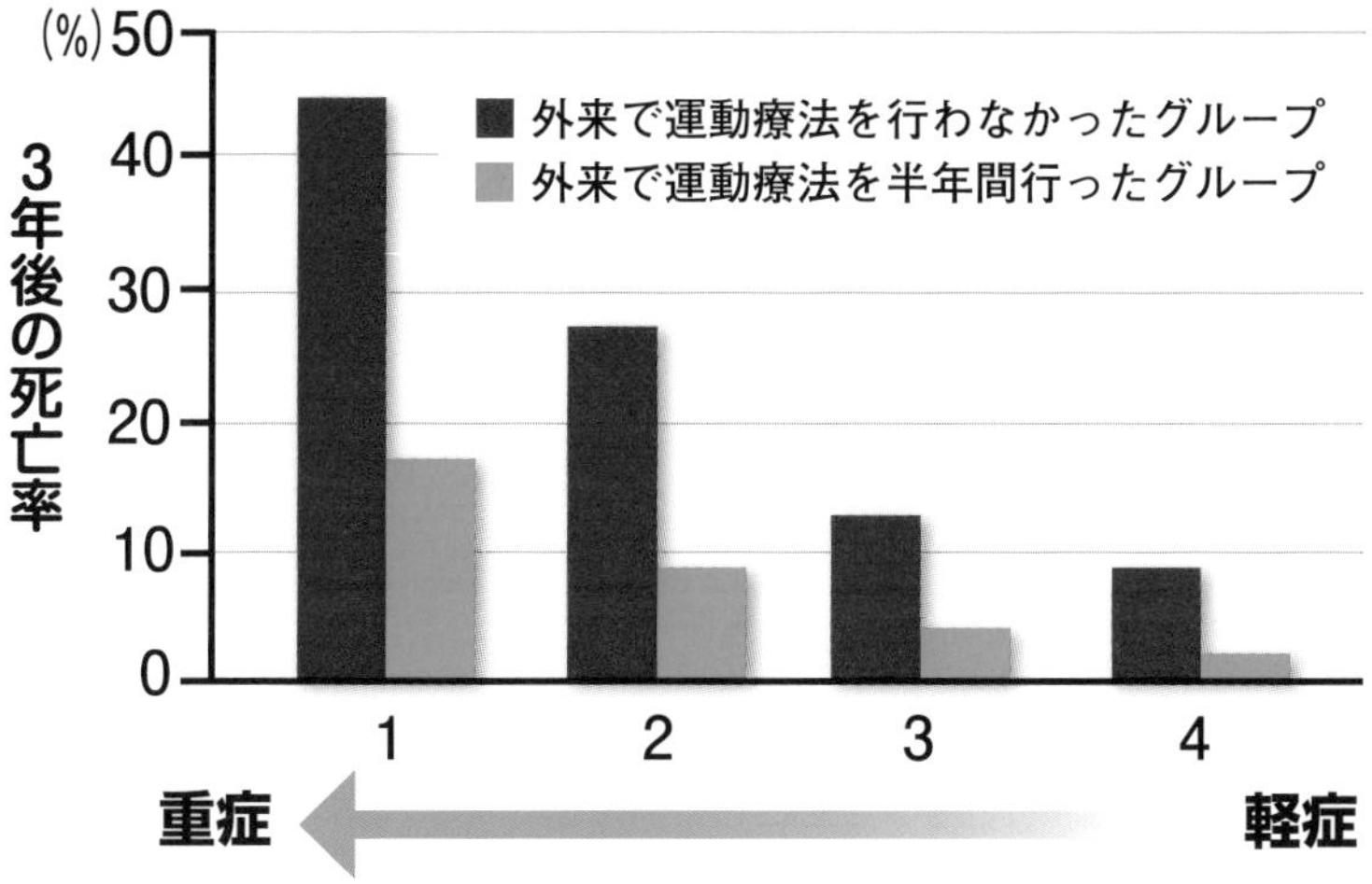


Wtt BJ et al. J Am Coll Cardiol 44;988-96,2004

心筋梗塞の人を対象にした試験。運動療法を行ったグループは、運動を行わなかったグループに比べて死亡率が顕著に低下した。

していたのです。

ほかにも、運動療法を行うことによって心不全の生存率が維持される（3年後の生存率は80％程度）、日常的な活動レベルが高い人は心房《しんぼう》細動の発症リスクが有意に低下する（ただし、科学的根拠は十分ではない）、といった研究論文が海外で発表されています。

**体を積極的に動かすことが心臓病の予後にいいのは、筋肉量が増えて、呼吸筋の機能や血管の拡張反応、心臓の自律神経系などが改善するからです。そうなれば末梢《まっしょう》血流がよくなり、心臓にかかる負担が減ります。心肺機能がアップして心拍が安定することで、不整脈の予防にもつながるでしょう。**

# 数ある運動でも有酸素運動＋軽い筋トレの「心臓リハビリ」が効果大で、心肺が強まり心筋梗塞の生存率は健康な人並み

心臓病の患者さんは、退院後から約6ヵ月間の回復期に、運動療法を続けることで病気の再発を防ぎ、健康な人並みに寿命を延ばすことが期待できます。とはいえ、心臓病の患者さんが一人で運動療法を続けることは難しく、ときには体調が急変するなど危険を伴うこともあります。そのため、**私たち東北大学病院では、心臓病の患者さんが社会復帰のために行う心臓リハビリテーションの一環として、運動療法を指導しています。ここでは、運動療法を中心とする心臓リハビリテーションを「心臓リハビリ」と呼ぶことにしましょう。**

心臓リハビリで指導する運動は、ウォーキングや自転車こぎ、踏み台昇降などの「有酸素運動」（酸素を必要とする運動）と、片足上げ、もも上げ、上体起こしといった軽めの「筋力トレーニング」です。有酸素運動のやり方は96～97ページ、筋力トレーニングのやり方は98～101ページを参照してください。

それぞれのコツや注意点について説明しましょう。

## 運動で心肺機能がアップ

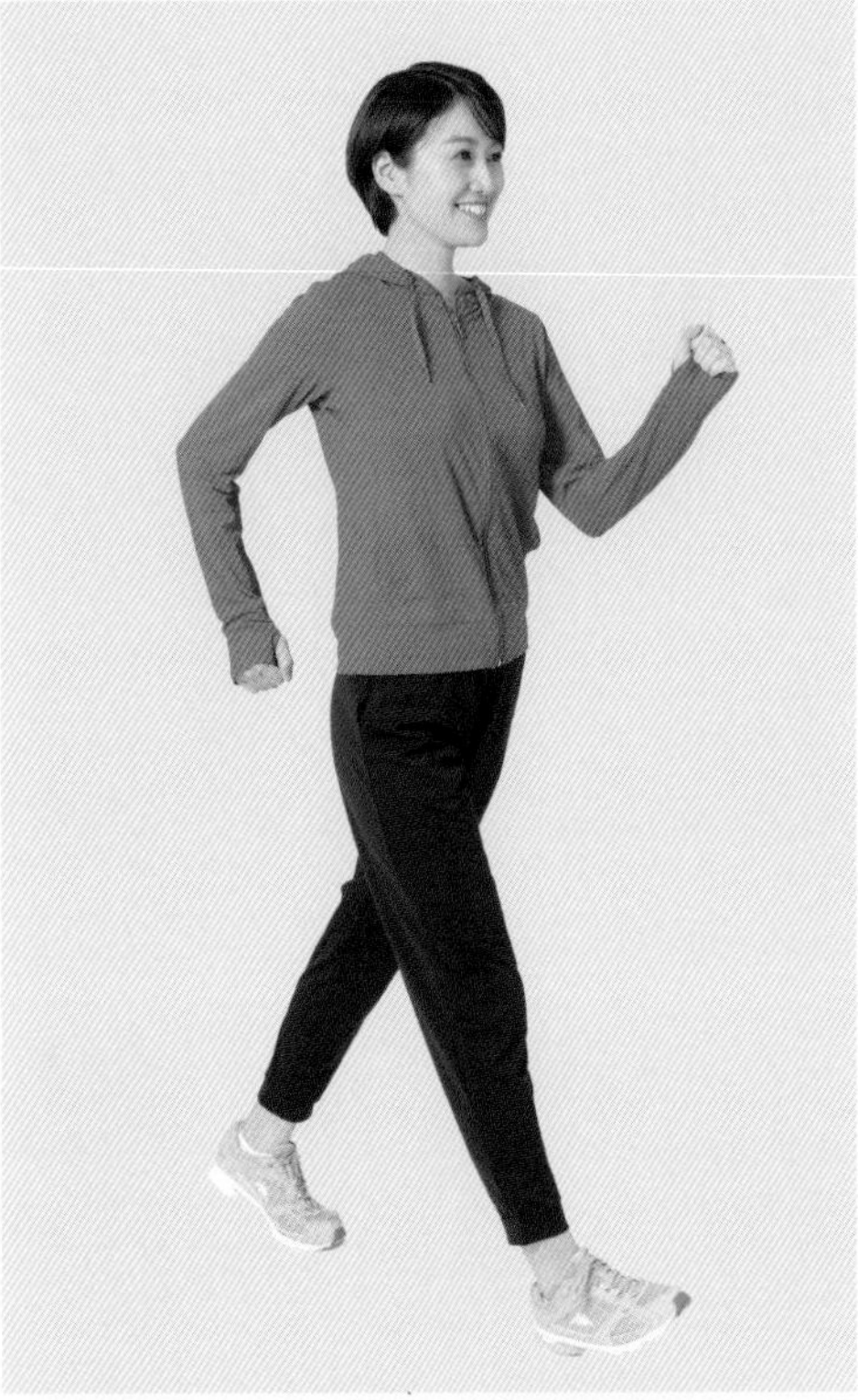

心臓リハビリでは、有酸素運動と筋力トレーニングを行う。

**まず、有酸素運動は、軽く汗ばみ、息切れせずに会話できるくらいの運動強度で行うことが大切です。**最初は5〜10分程度から始め、少しずつ時間を延ばしていきます。最終的には1日30〜60分、週3〜5日を目標に行ってください。

**次に、筋力トレーニングは息を止めず、自然に呼吸しながら行います。**息を止めて筋肉に力を入れると、血圧が急上昇することがあるので注意してください。くれぐれも無理をせず、きつくない範囲で筋力トレーニングを行いましょう。

**心臓リハビリは毎回、そのときの体調を判断して行うことが肝心です。**体調がすぐれない、疲れやむくみがある、2週間以内に体重が2キロ以上増えている場合は心不全の前兆なので、運動を中止してください。

心不全　狭心症　心筋梗塞

# 心臓リハビリ

やり方図解❶

## 有酸素運動

1セット10~60分

**体操の効果**

酸素を取り込みながら運動することで心肺機能の向上が期待できる。

### ウォーキング（有酸素運動）の基本姿勢

**ポイント**

- 息切れせず、軽く汗ばむ程度の速度で歩く
- 最初は５～10分間から始め、徐々に時間を延ばしていく（目標は30~60分間）
- 疲れや著しい徐脈・頻脈があるときは、無理に行わない

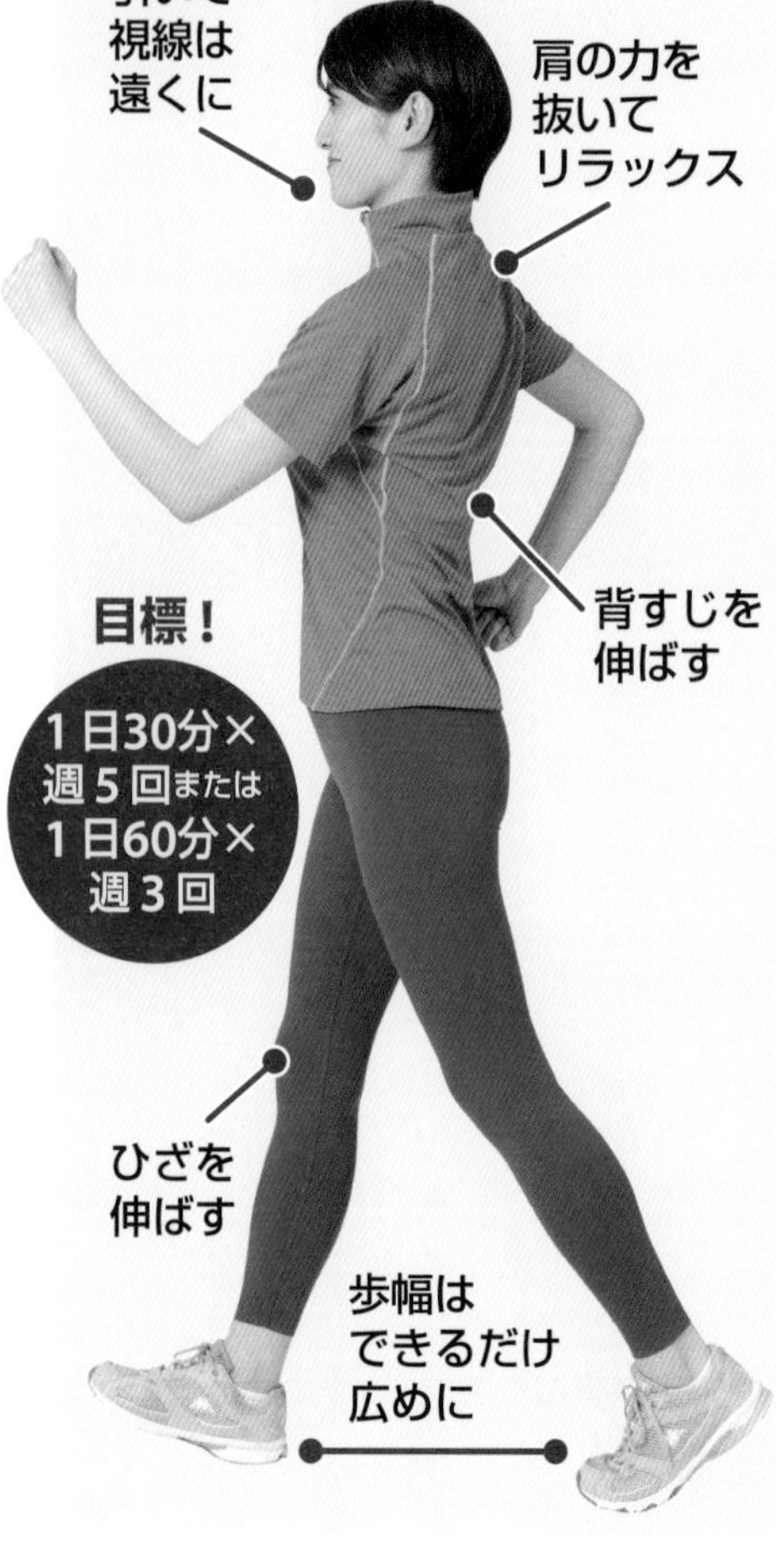

あごを引いて視線は遠くに
肩の力を抜いてリラックス
背すじを伸ばす
ひざを伸ばす
歩幅はできるだけ広めに


**目標！**

１日30分×週５回または１日60分×週３回

### 有酸素運動

有酸素運動の基本はウォーキング。自転車こぎや踏み台昇降などもいい。１回10分以上継続して行うことで効果が出やすくなる。

有酸素運動の強さは、最高でも「やや強いかな」くらいにとどめる。運動中に会話が楽しめるくらいが目安。

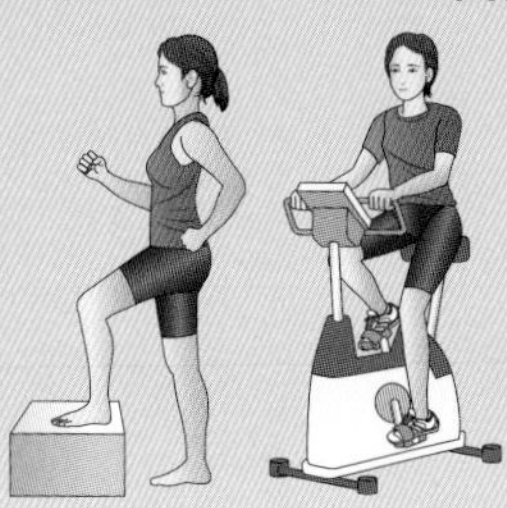

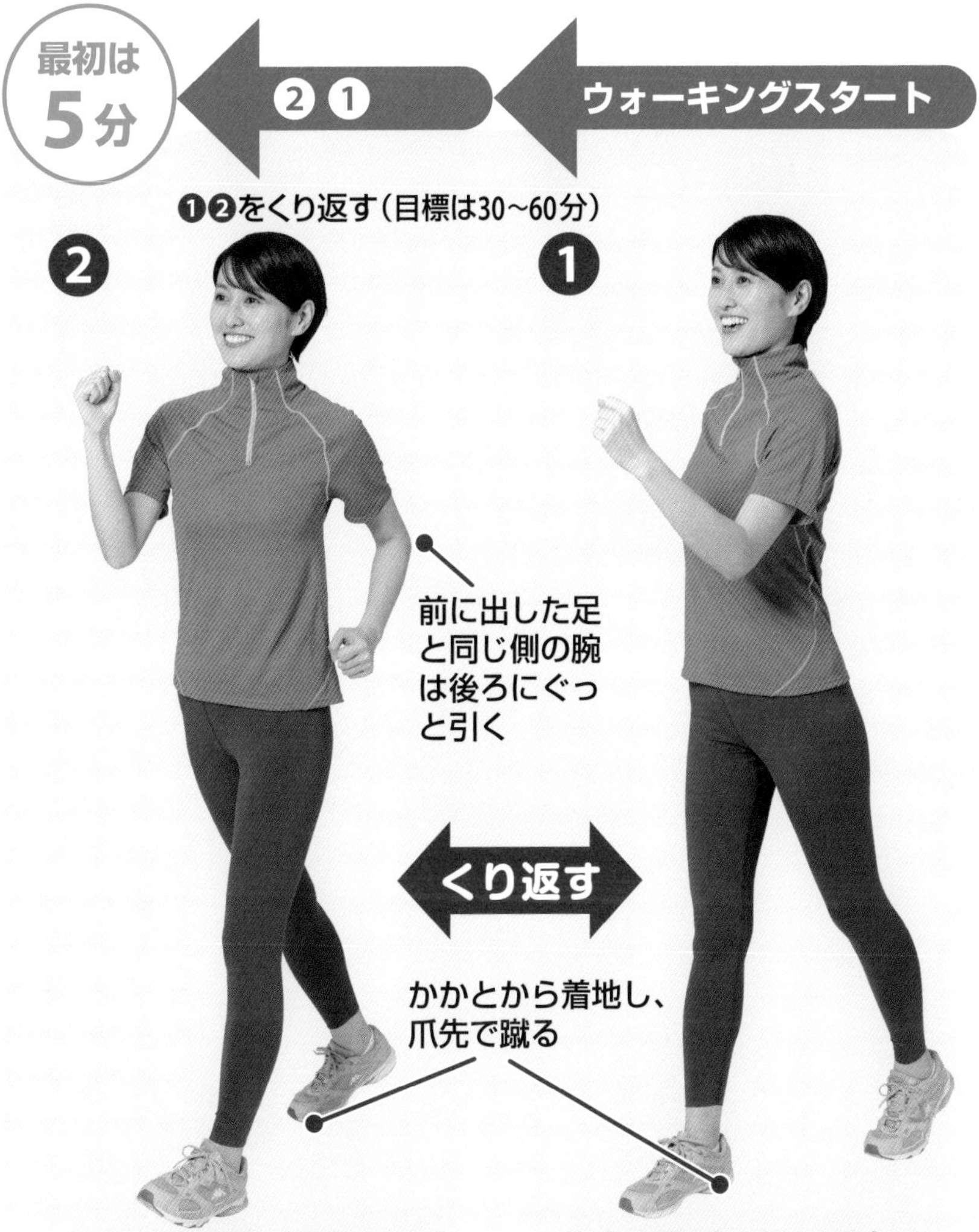
最初は5分
② ①
ウォーキングスタート
❶❷をくり返す（目標は30〜60分）
❷
❶
前に出した足と同じ側の腕は後ろにぐっと引く
くり返す
かかとから着地し、爪先で蹴る

もう片方の足（写真は左足）のかかとから着地する。❶と同様に体重を移動させ、爪先で蹴る。❶❷をくり返しながら歩く。

片方の足（写真は右足）を踏み出す。踏み出した足のかかとから着地し、体重をかかとから爪先へと移動させ、爪先で蹴る。

やり方図解❷

# 筋力トレーニング 1

1セット10~60分

**体操の効果** 太ももの筋肉を鍛え、ひざの負担を軽減。

1～3分

## 片足上げ

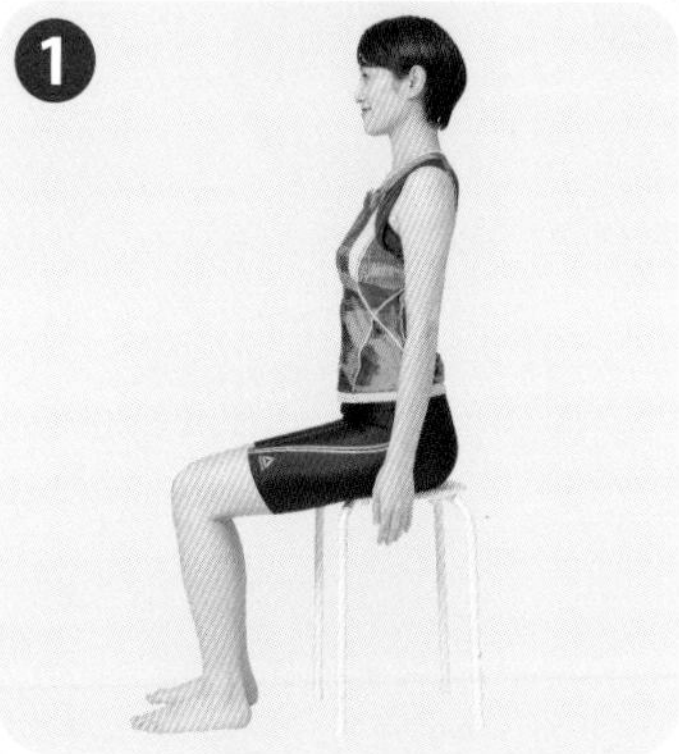


イスに座り、きちんと背すじを伸ばす。

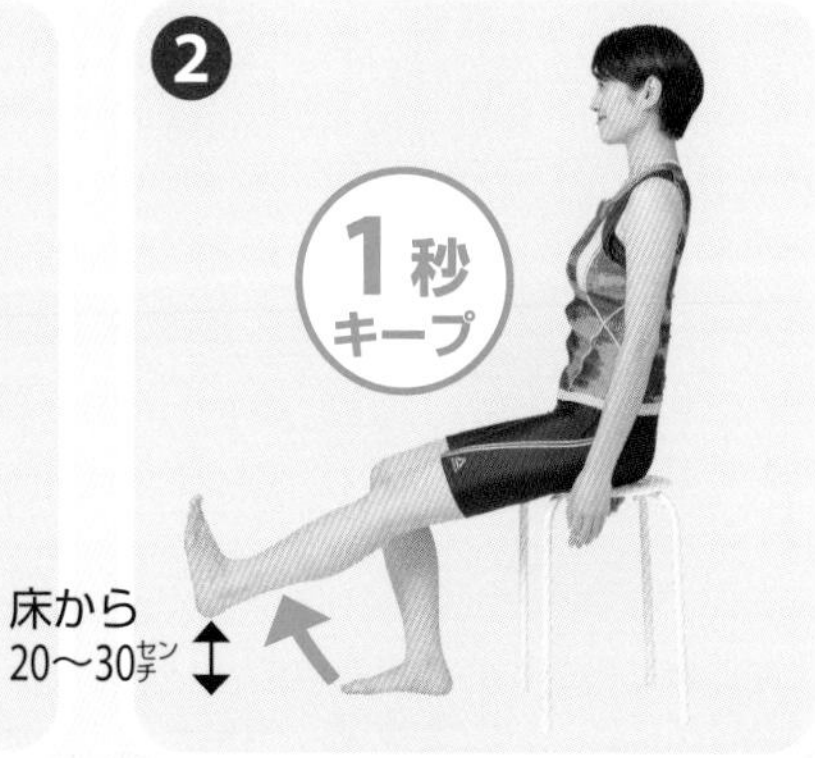


3～5秒間かけて左足を上げていき、足先を上に向けたまま1秒間静止する。

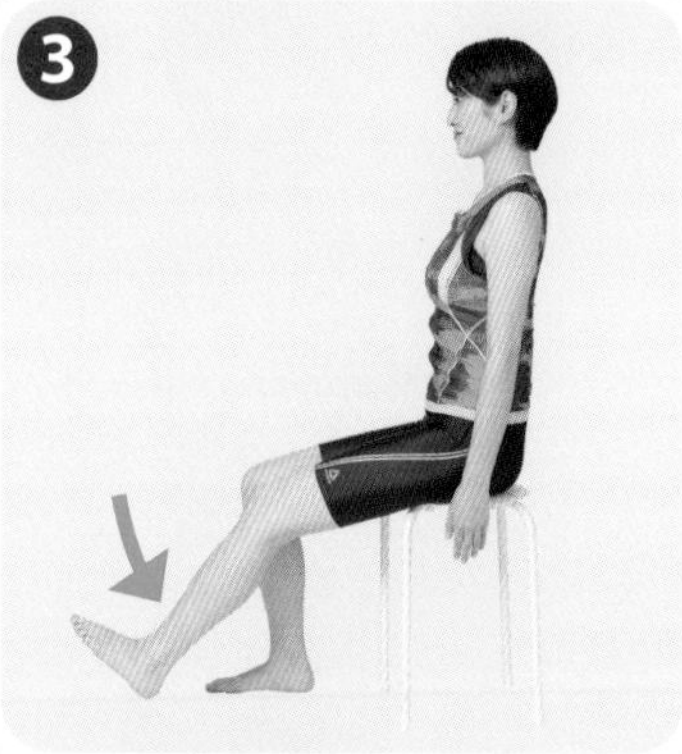


3～5秒間かけて足を下ろす。❷❸を5～10回くり返す。

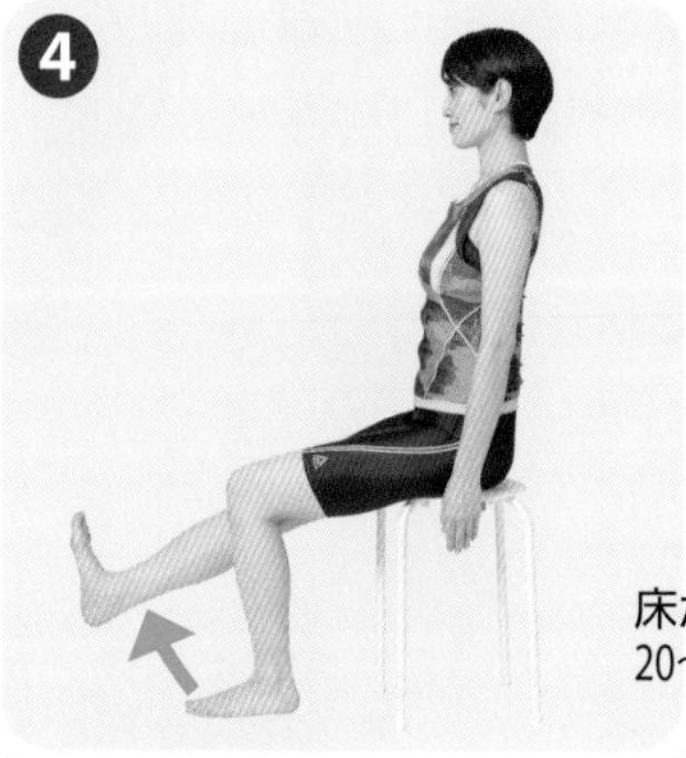


右足も同様に行う。

●筋力トレーニングは、2～4種1セットを1日1～2セット行うといい

## 片ひざ上げ

1～3分

体操の効果

お尻や太ももの筋肉を鍛え、足腰を強化。

❶
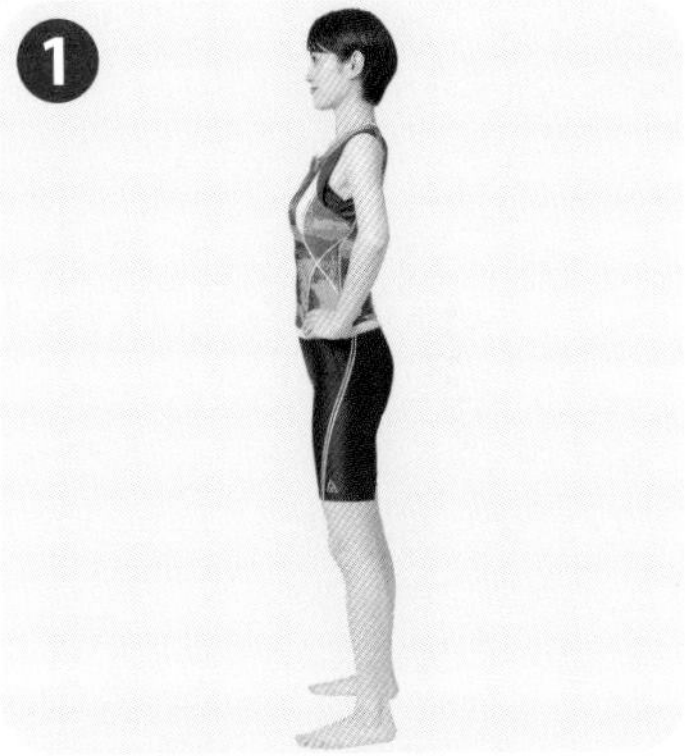

足を肩幅に開いて背すじを伸ばして立ち、両手は腰に添える。

❷
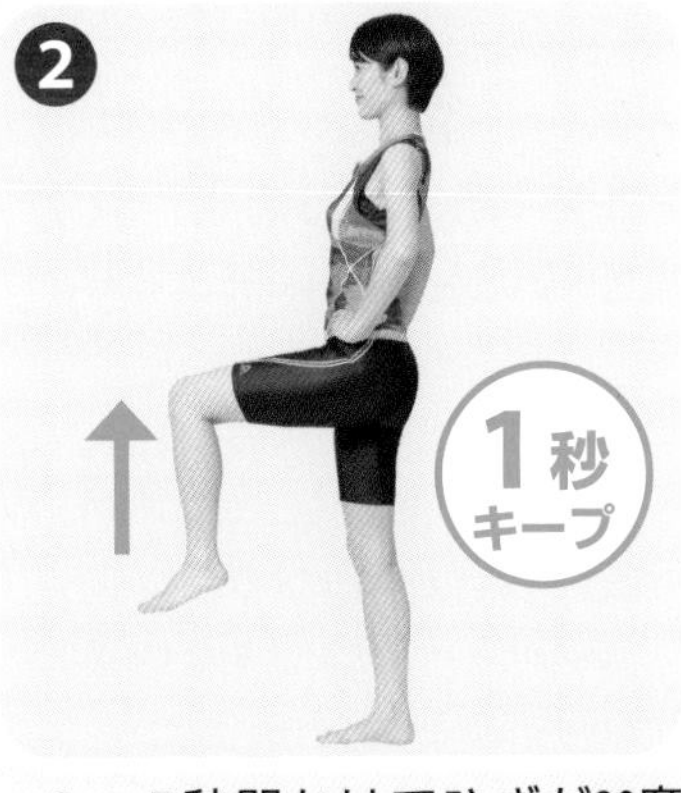


3～5秒間かけてひざが90度になるまで左足を上げ、1秒間静止する。

❸
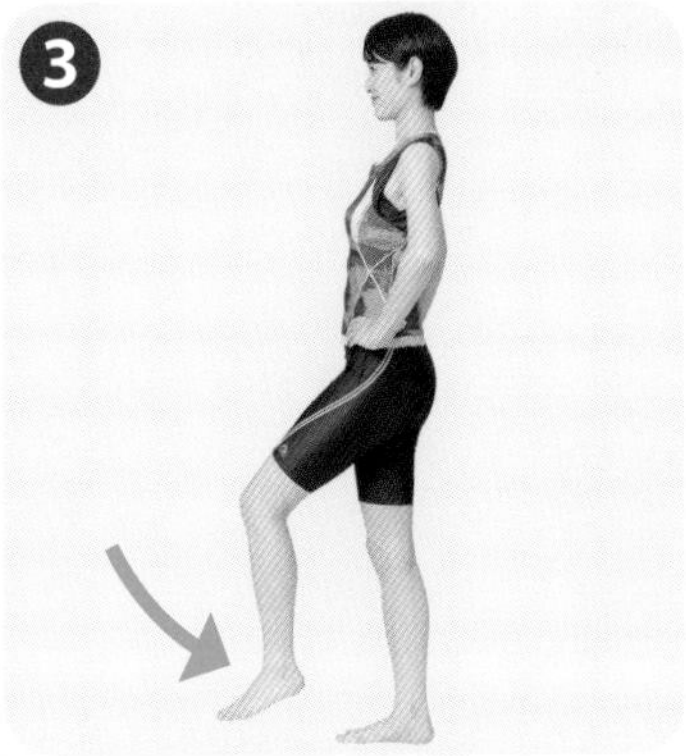

3～5秒間かけて足を下ろす。❷❸を5～10回くり返す。

❹
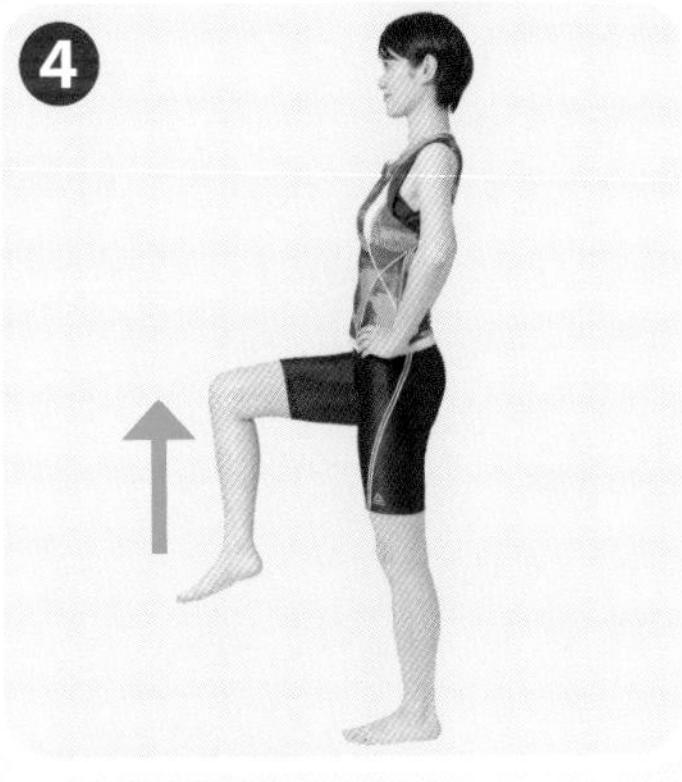

右足も同様に行う。

やり方図解❸

## 筋力トレーニング 2

かかと上げ　1～2分

**体操の効果**

ふくらはぎの筋肉を鍛え、全身のバランスをよくする。

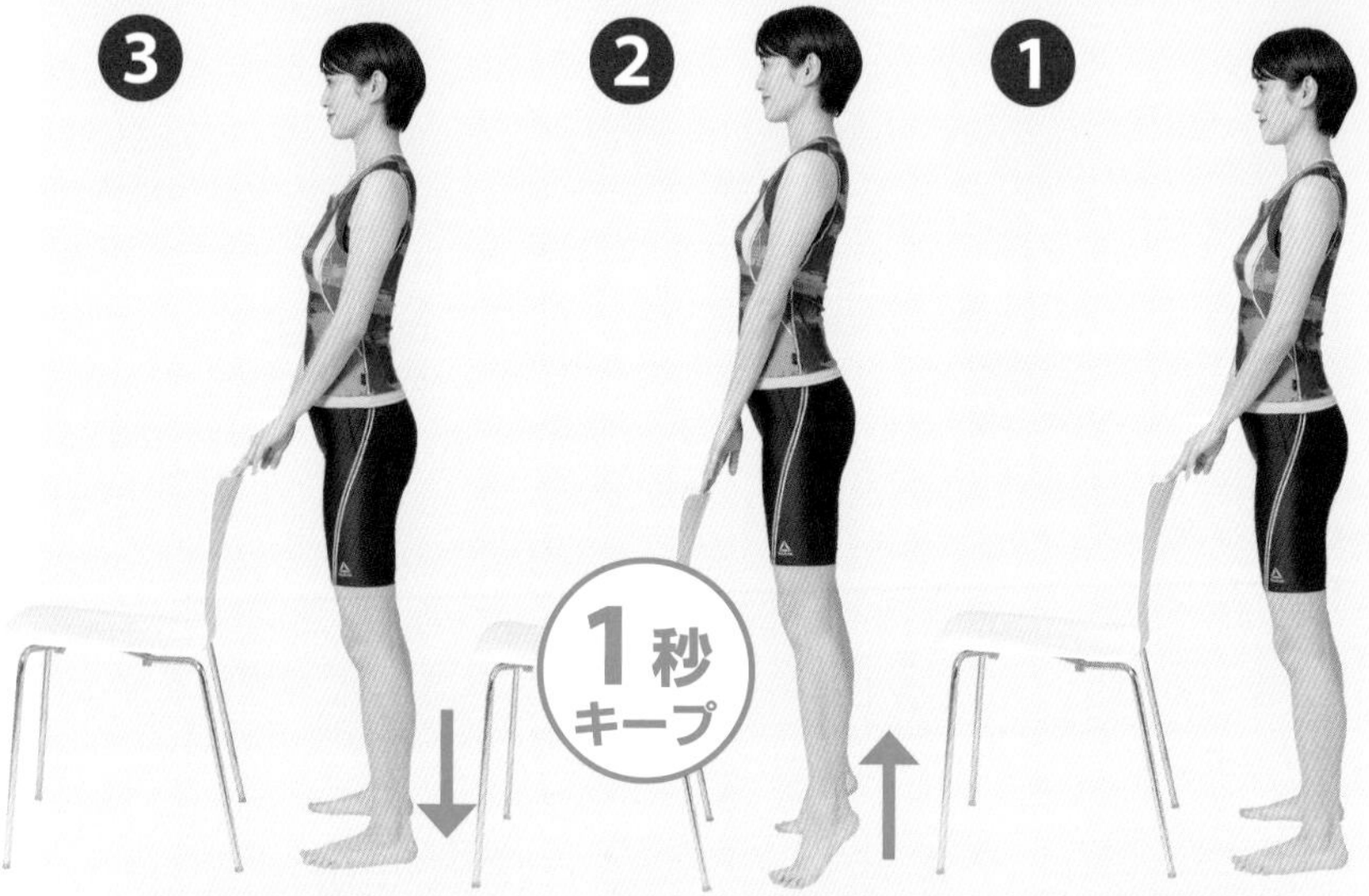


❶ イスの後方に立ち、背もたれに手をかけ、両足を肩幅に開く。

❷ 3～5秒間かけてかかとを高く上げ、そのまま1秒間静止する。

❸ 3～5秒間かけてかかとを下ろす。❷❸を5～10回くり返す。

**ポイント**

- 筋力トレーニングは、ここで紹介した4種すべてを行う必要はない。やりやすい運動を2～3種選び、有酸素運動とセットで行うといい
- 筋力トレーニングは必ず息を止めずに自然な呼吸をしながら行う。勢いをつけずにゆっくり行うこと
- 体調が悪いときは行わない

## 上体起こし

1～2分

体操の効果

腹筋を鍛え、下半身とのバランスをよくする。

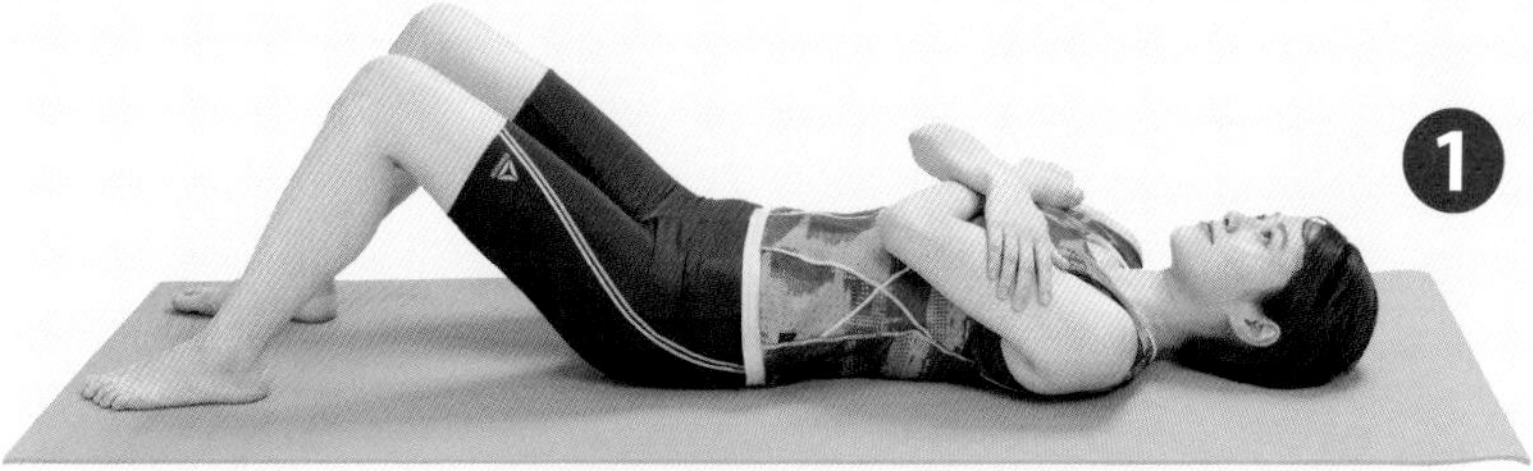


あおむけになり、軽くひざを曲げ、両手を胸の前で合わせる。

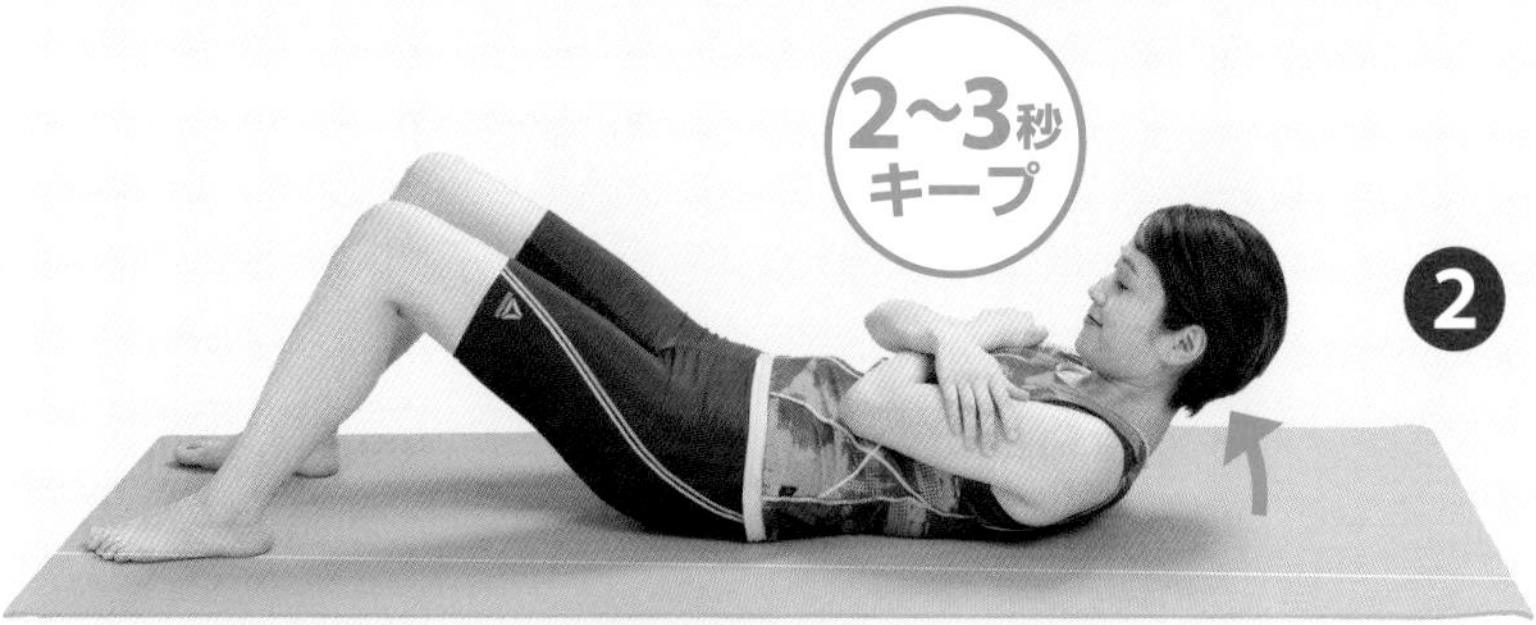


へそをのぞきこむような感じでゆっくり肩を上げて、2～3秒間静止する。

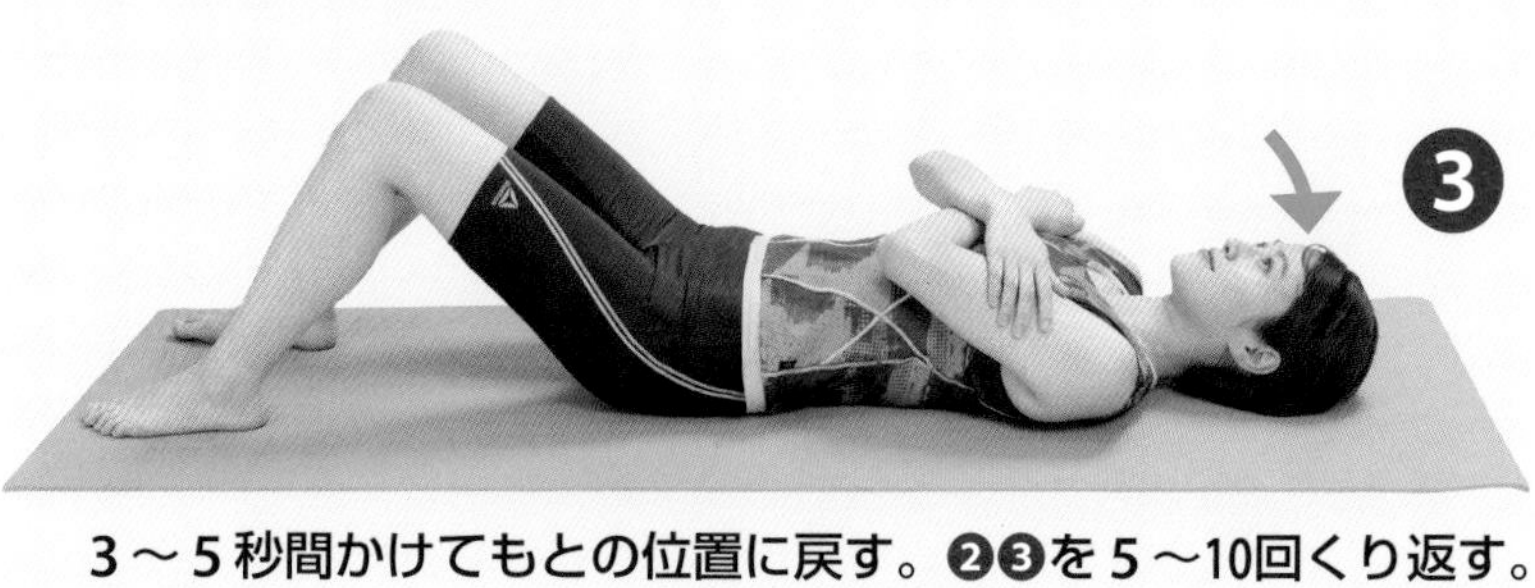


3～5秒間かけてもとの位置に戻す。❷❸を5～10回くり返す。

## 急性心筋梗塞による重い不整脈が一般治療と心臓リハビリで改善し、6年後の今も再発なし

瀬谷公彦《せやきみひこ》さん（76歳・仮名）は6年前に、自宅で急性心筋梗塞《こうそく》を起こし、当院に緊急搬送されてきました。

瀬谷さんを直接担当した理学療法士の佐藤聡見《さとうとしみ》氏によると、当初、瀬谷さんは意識がほとんどなく、心室性頻拍や期外収縮を伴う重度の不整脈が頻発する危険な状態でした。しかし、治療によって1ヵ月後に意識が回復し、不整脈も治まったため、その後は「心臓リハビリ」を開始。徐々に、ウォーキングを中心とした有酸素運動を瀬谷さんに行ってもらったのです。

発症から2ヵ月後に退院した瀬谷さんは毎日、朝か夕方に5000〜6000歩のウォーキングを実行しました。来院のさいには定期的に心肺運動負荷試験を行いながら、瀬谷さんの体力や運動時の不整脈の出現頻度を確認しましたが、退院後の半年間で不整脈はほとんど起こっていません。そして6年以上たった今も、良好な体調を維持し、元気に暮らしているそうです。

# 血圧が高くてもできる？運動の時間は？どのくらいで効果？など心臓リハビリの疑問に答えるQ＆A

**Q 心臓リハビリ（運動療法）に適している人は？**

**A あらゆる心臓病の患者さんに適しています。**入院中はもちろん、退院後の外来リハビリテーション、自宅や運動施設でのリハビリテーションが、再発を防いだり、寿命を延ばしたりするためには必要です。入院中は医師や看護師、理学療法士などの監視下で個別に運動指導を受ける必要があります。

**Q 運動を行うさいの注意点は？**

**A 心臓リハビリは、体調が安定しているときだけ行います。体調がすぐれないと感じたとき、血圧が高いとき、睡眠不足のときは行わないでください。**

特に、血圧が上昇しやすい朝は要注意。起床直後や食後すぐの運動は控え、1～2時間たってから行いましょう。また、脱水症状による血栓症を防ぐためにも、運動中はこまめな水分補給が大切です。雨の日や気温・湿度の高い日は体調がくずれやすいので、運動前に天気予報をチェックしてください。

**Q 運動強度や時間は?**

**A 心臓リハビリでは、「きつい」と感じない程度の運動強度が最適です。息切れせず、軽く汗ばみ、人と話ができるくらいの運動強度を心がけてください。**心臓リハビリを行う時間は、1週間合計で140~180分が目安になります。こま切れでもいいので1日30~60分を週3日以上行いましょう。休みの日に長時間やるのではなく、できるだけ毎日、短時間でもいいので行いましょう。

**Q 運動を中止すべきときは?**

**A 息切れ、動悸《どうき》、胸痛、むくみ、めまい、ふらつきなどの症状が現れたら、ただちに心臓リハビリを中止して主治医に相談してください。**体調の悪化を防ぐためにも、心臓リハビリを行う前には準備体操、終わったあとには整理体操をしっかりと行いましょう。また、定期的に医療機関で検査を受け、心臓の状態をチェックしておくことも大切です。

**Q どれくらいの期間で効果が現れる?**

**A ふつう、継続的に運動すると3ヵ月間で身体能力が20~30%ほど向上します。**心臓リハビリを1~3ヵ月間行った場合も、虚血性心疾患《しっかん》による不整脈の抑制効果を得られることがわかっています。

生活
セルフケア

# 第7章

# 起床時の動悸発作を防ぐ脈正しアロマ、
# 不整脈も動脈硬化も退ける
# 血管若返り入浴など
# 「強心生活24時」


※掲載順

106〜111ページ・113〜116ページ・119〜120ページ
杏林大学医学部
名誉教授
**石川恭三**

112ページ
東邦大学医学部名誉教授
小田原循環器病院病院長
**杉　薫**

117〜118ページ
東京医科大学客員教授
東京都健康長寿医療センター副院長
**原田和昌**

# 睡眠不足・食べすぎ・ストレス・過労・喫煙・過度の飲酒など自律神経を乱して不整脈を招く生活習慣一覧

不整脈を起こす最大の原因は、心筋症、心筋梗塞《こうそく》、心不全、心臓弁膜症といった心臓の病気です。しかし、**不整脈は心臓の病気を持つ人だけでなく、健康な人にも数多く起こります。自律神経のバランスが乱れると心臓が発する電気系統に不調が生じ、心拍のリズムが不規則になって不整脈が起こりやすくなります。**

自律神経は、心身が緊張すると優位に働く交感神経と、心身がリラックスすると優位に働く副交感神経で成り立っています。この2つの自律神経が車のアクセルとブレーキのようにバランスを取り合って心臓や血管の働きをコントロールしています。ところが、2つの自律神経のバランスが乱れて交感神経が過剰に働く状態が続くと、心拍数が増加し、血圧も上昇して不整脈が起こるのです。

**自律神経を乱す生活習慣には、睡眠不足、食べすぎ、ストレス、過労・疲労、喫煙、過度の飲酒などがあります。**こうした生活習慣を続けると、心臓病をはじめ、高血圧や脂質異常症、糖尿病などの不整脈を招く生活習慣病の発症リスクが

## 不整脈を起こしやすい生活習慣

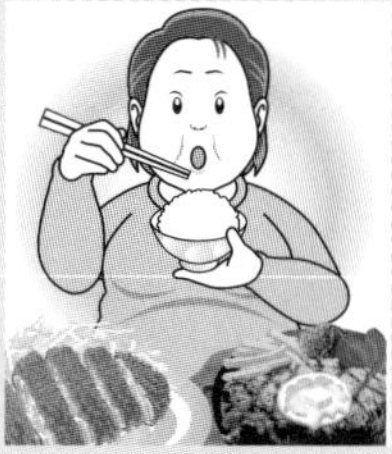

### ●睡眠不足

十分な睡眠時間が取れない、熟睡できないといった睡眠障害が続くと、血圧や心拍数が上がりやすくなる。

### ●食べすぎ

食べすぎて肥満すると、心臓に大きな負担がかかる。また、塩分のとりすぎも、血圧を上げる要因になる。

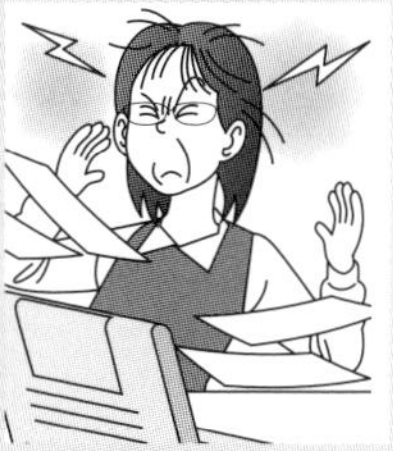

### ●ストレス

強い精神的ストレスを受けつづけると交感神経が優位になって、血圧や心拍数が上がりやすくなる。

### ●過労・疲労

働きすぎ（過労）などで体に疲労が蓄積すると精神的ストレスもたまり、自律神経が乱れやすくなる。

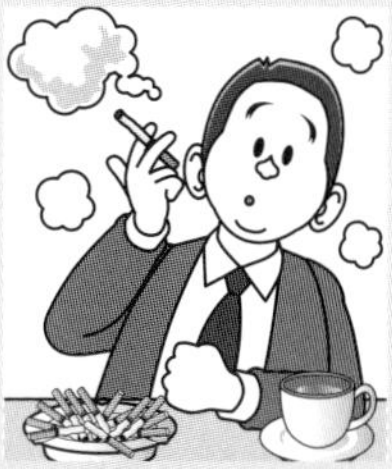

### ●喫煙

タバコに含まれる有害物質は血管を収縮させるため、血圧を上昇させ、心臓に負担をかける。

### ●過度の飲酒

過度の飲酒でアルコールをとりすぎると肥満、高血圧、糖尿病を招き、不整脈が起こりやすくなる。

高まります。高血圧があると、血管に強い圧力がかかって動脈硬化が進行し、血管の弾力性が失われ、心臓に大きな負担がかかります。血液中の脂肪分が多くなる脂質異常症や、血糖値が高くなる糖尿病も、動脈硬化を進めて心臓に負担をかける原因になります。

このように、不整脈と自律神経には深い関係があります。不整脈の発作を防ぐためにも、自律神経の乱れを招く生活習慣を改善することが大切です。

# 女性の不整脈は鉄欠乏性貧血や心臓神経症などの病気でも多発し、鉄分の補給や深い呼吸でよくなる人も多い

不整脈を起こしやすい女性特有の病気があるので、知っておきましょう。

例えば、「鉄欠乏性貧血」になると血液中の酸素が不足し、大量の血液を全身に送ろうとして心拍が速くなり、不整脈が起こりやすくなります。女性は不足しがちな鉄分を食事できちんと補って貧血を予防するとともに、無理なダイエットで鉄分が不足しないよう十分に注意してください。すでに慢性的な貧血の人は、不整脈を防ぐためにも貧血の治療を受けることが大切です。

**心臓には異常がないのに、動悸《どうき》や胸の圧迫感などをくり返す「心臓神経症」も不整脈を起こしやすい病気で、女性に多発します。**この病気は、ちょっとした不整脈が見つかったことなどを気に病《や》み、それが強いストレスになって自律神経が乱れ、不整脈をくり返すものです。心理的な影響による自律神経の乱れが原因になるので、深呼吸や運動をしてストレスをうまく発散しましょう。

**「更年期障害」の症状として不整脈が起こる女性もいます。**女性ホルモンは自律

神経に働きかけて交感神経と副交感神経のバランスを整える働きがありますが、その分泌《ぶんぴつ》量が減る更年期以降は不整脈が起こりやすくなるのです。

**女性に多い「甲状腺《せん》機能異常」も不整脈の一因です。**甲状腺ホルモンが過剰に分泌される「甲状腺機能亢進《こうしん》症」になると心拍が速くなり、血圧も上がって頻脈が起こることがあります。逆に、甲状腺ホルモンの分泌量が不足する「甲状腺機能低下症」になると心拍が遅くなり、血圧も下がって徐脈が起こりやすくなります。

**このような女性に多く見られる病気が不整脈の原因の場合、これらの病気に対するセルフケアや治療によって不整脈が治まることもあります。**

## 女性の不整脈を招く病気の対策

**●鉄欠乏性貧血**

レバー、赤身肉、鶏卵、コマツナ、ヒジキなどの鉄分を多く含む食品を積極的にとり、栄養バランスのよい食事を心がける。胃腸の潰瘍、痔、子宮筋腫、子宮内膜症などの貧血を起こす病気を持つ人は、これらの治療を受ける。

**●心臓神経症**

十分な休養を取る、ウォーキングやジョギングなどの適度な運動をする、深呼吸を習慣にするなどしてストレスをためないように工夫する。

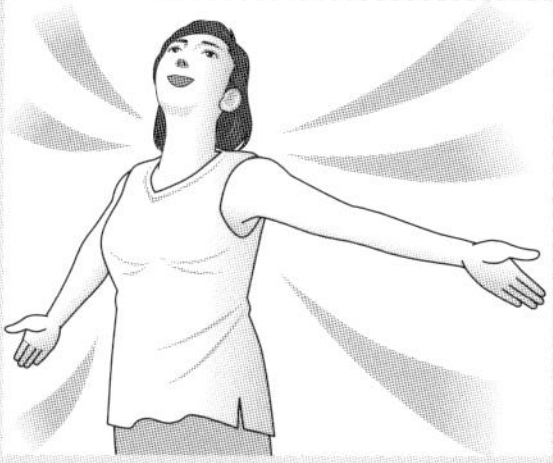

**●更年期障害**

栄養バランスの取れた食事、適度な運動、十分な睡眠、ストレスの軽減を心がける。症状が重い場合は、婦人科で治療を受ける。

**●甲状腺機能異常**

薬物療法、甲状腺機能亢進症に対するアイソトープ治療（甲状腺ホルモンが作られるのを抑える治療法）、手術などの治療を受ける。

# 起床時に胸や背中が痛み動悸も伴えば狭心症の疑い大で、発作を防ぐ秘策は朝一番の「脈正しアロマ」

「狭心症」の発作は、安静にしているときに起こることもあります。この発作は冠動脈（心臓に酸素や栄養を供給する動脈）がけいれんし血管内が狭くなって血流が一時的に途絶えることで起こり、「冠攣縮《れんしゅく》性狭心症（安静時狭心症）」といいます。

安静時狭心症は、明け方から午前中にかけての安静時に、胸や背中などの痛みや圧迫感、動悸《どうき》などの発作が起こります。発作は10分以上続くこともあり、症状が強くなったり弱くなったりすることをくり返します。

冠動脈のけいれんは、血管の内側の細胞（血管内皮細胞）の機能低下による動脈硬化が原因と考えられています。血管の収縮や拡張をつかさどる自律神経の乱れが、早朝の発作の引き金になるともいわれています。通常は、眠りから覚める早朝になると、自律神経が副交感神経優位から交感神経優位の状態へと切り替わりますが、この切り替えがうまくいかなくなることで不整脈が起こるのです。

**安静時狭心症の発作は、喫煙者や過度な飲酒の習慣がある人、ストレスが強い人に多く見られます。**禁煙と節酒を実行するとともに、十分な睡眠を取り、ストレスを遠ざける生活を心がけると自律神経が乱れにくくなります。

**安静時狭心症の発作を防ぐセルフケアとしておすすめなのが「脈正しアロマ」です。**

**脈正しアロマは、アロマオイル（精油）を利用して、起床時に自分が好きな香りをかぐという方法です。**アロマオイルの種類としては、目覚めをスッキリさせたり、自律神経の乱れを整えたりするレモングラス、ペパーミント、ローズマリー、オレンジ・スイートの香りを試してみるといいでしょう。

## 「脈正しアロマ」のやり方

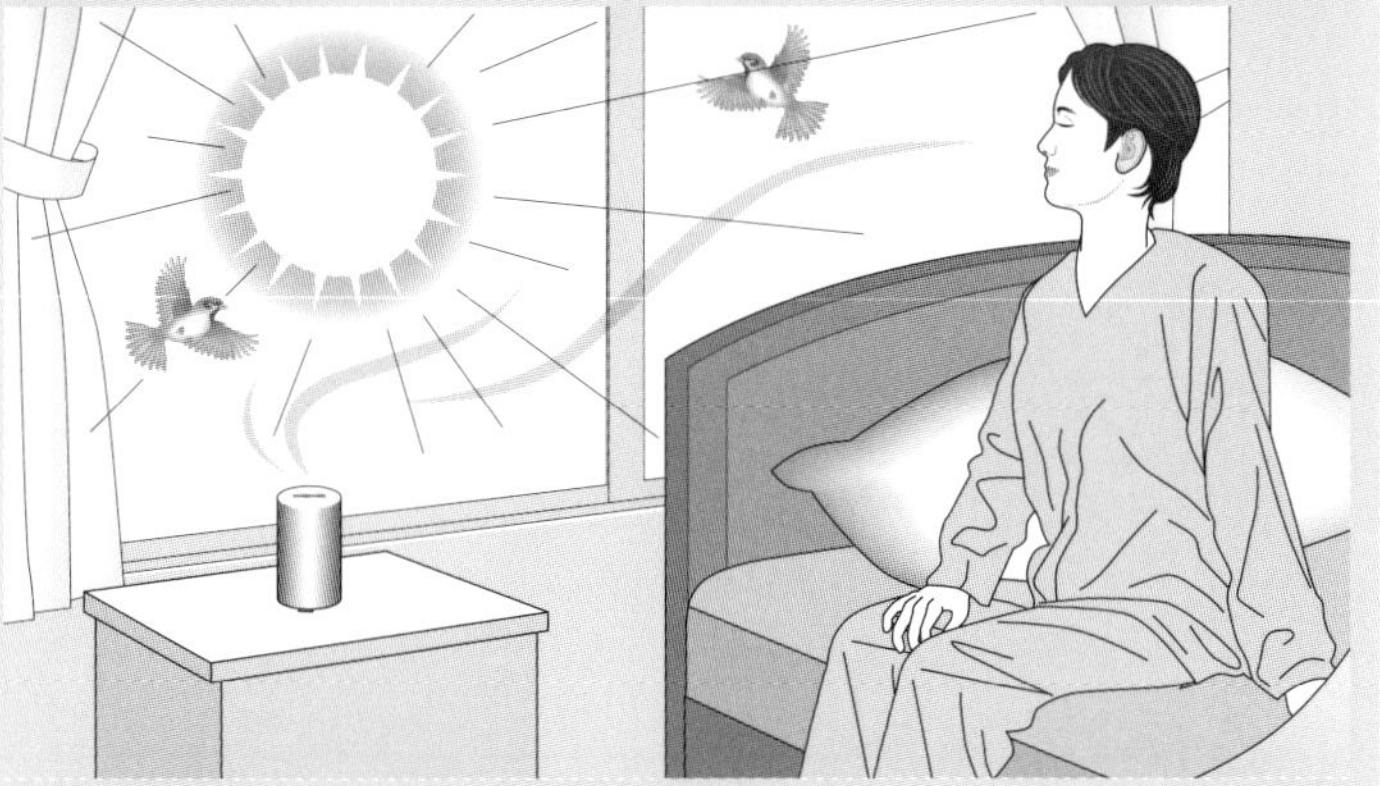

起床時に、アロマオイルの香りを発散させるキャンドルや、電気・超音波の熱を利用するアロマディフューザーなどの機器を使って香りを楽しむ。タイマー機能がついたアロマディフューザーも市販されている。

柑橘系のレモングラスやオレンジ・スイートは、フレッシュでみずみずしい香りが特徴。ペパーミントとローズマリーは、さわやかですっきりした香りが楽しめる。

# 水分補給は急な不整脈発作を止める薬にも入浴時の高血圧を防ぐ薬にもなり、最もいい飲み方はこれ

適度に水分をとると血流がよくなります。特に冷たい水を飲むと、不整脈の発作が抑えられることがあります。

自律神経のうち副交感神経は、迷走神経を通って心臓につながっています。そのため、頻脈性不整脈の発作が起こったときに冷たい水を飲むと、迷走神経が刺激されて副交感神経が優位になり、興奮の伝導が抑制されて発作が治まりやすくなるのです。

特に高血圧の人は、血圧が上昇しやすい入浴の前後にコップ1杯の常温の水を飲むといいでしょう。

**不整脈を防ぐ水の飲み方**

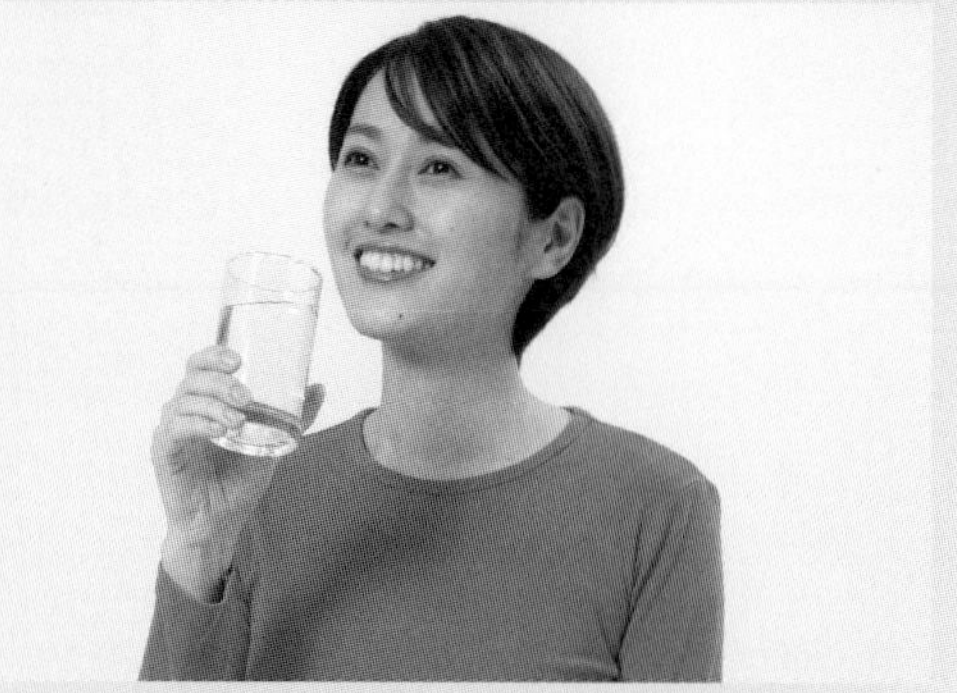

- 不整脈の発作が起こったときは、冷たい水を飲むと発作が治まることがある
- 日中はこまめな水分補給を心がけ、入浴の前後にはコップ１杯程度の水を飲む
- 就寝前の水分補給は、のどを潤す程度の量に抑える

# 高血圧持ちの不整脈の人は心臓の負担を減らす減塩が肝心だが、簡単一番は塩分の排出を促す「野菜たっぷり食」

高血圧の人は塩分を控えることが大切ですが、うまく減塩ができない人も多いでしょう。そんな人におすすめなのが「野菜たっぷり食」です。

野菜には、食事でとった塩分の腸からの吸収を抑えて排出する食物繊維（特に水溶性食物繊維が有効）や、体内に取り込んだ塩分の排出を促すカリウムが豊富に含まれています。高血圧持ちで不整脈の人は、水溶性食物繊維とカリウムを多く含む野菜を食事に取り入れ、積極的にとるといいでしょう。

## 水溶性食物繊維とカリウムの多い野菜

### ●水溶性食物繊維の豊富な野菜

ゴボウ、キャベツ、ダイコン、ニンジン、カボチャ、ピーマン、パセリ、アボカドなど

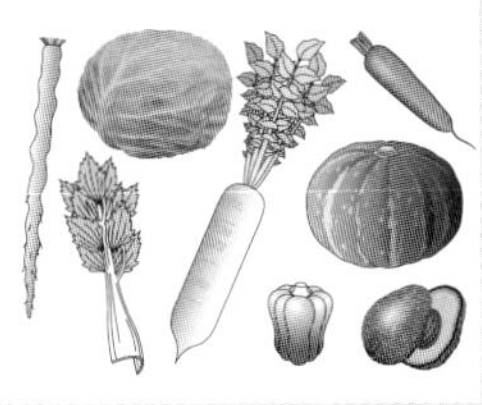

### ●カリウムの豊富な野菜

ホウレンソウ、コマツナ、ニラ、アボカド、ニンジン、シソ、ブロッコリー、カボチャなど

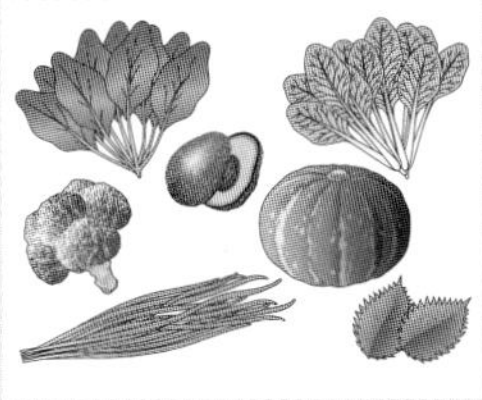

※腎機能が低下している人は体内にカリウムがたまると不整脈を起こすこともあるため、主治医の指示に従うこと

# 心臓にいい油があり、オリーブオイルならスプーン3杯で不整脈の発症が38％減と欧州の試験で判明

血液中にＬＤＬ（悪玉）コレステロールが増えると動脈硬化が進み、狭心症や心筋梗塞《こうそく》、さらに不整脈を招くリスクが高まります。

動物性脂肪に多く含まれる飽和脂肪酸はＬＤＬコレステロールを増やし、動脈硬化を進ませる原因になります。一方、サバやサンマ、ブリなどの青魚の油や、オリーブオイルなどの植物油に多く含まれる不飽和脂肪酸は、ＬＤＬコレステロールを減らす働きがあり、動脈硬化の予防に役立ちます。

## 脂肪酸の種類と特徴

**●摂取がすすめられる脂肪酸**　○

◎多価不飽和脂肪酸⇒ＬＤＬコレステロールを減らす
青魚の油、エゴマ油、アマニ油など

◎一価不飽和脂肪酸⇒ＬＤＬコレステロールを減らす
オリーブ油、サフラワー油など

**●摂取を控えたほうがよい脂肪酸**　×

◎飽和脂肪酸⇒ＬＤＬコレステロールを増やす
肉の脂、バター、ラード、生クリームなどの乳製品、ココナッツ油など

◎トランス脂肪酸⇒ＬＤＬコレステロールを増やし、ＨＤＬ（善玉）コレステロールを減らす
マーガリン、ショートニングなど

スペインのナバラ大学では、6705人を対象に、不飽和脂肪酸のオリーブオイルの効用を調査しました。その結果、オリーブオイルを1日当たりスプーン3杯強（50ミリリットル）以上とっていたグループは、とっていないグループに比べて心房《しんぼう》細動の発症率が38％も有意に低下していることが明らかになっています。

不整脈を防ぐためにも、心臓にいい油をとり、心臓に悪い油の摂取はできるだけ控えましょう。

生活セルフケア

# カフェインやアルコールは自律神経を乱して不整脈を起こしやすく、コーヒーなら1日3杯までが安心

赤ワインは抗酸化作用のあるポリフェノール（植物に含まれる色素成分）が豊富に含まれ、心臓病の原因になる動脈硬化を抑制するといわれています。

しかし、**赤ワインに含まれるアルコールは体内でアセトアルデヒドという有害**

**物質に変化し、自律神経のうち交感神経を刺激して心拍数や血圧の上昇を引き起こします。**アメリカのカリフォルニア大学の研究グループが行った試験によると、ワインをグラス1杯飲むだけで、数時間後に心房《しんぼう》細動を起こすリスクが2倍以上も高くなると報告されています。飲酒はできるだけ控えましょう。

また、**コーヒーなどに豊富に含まれるカフェインをとりすぎると交感神経が優位に働き、心拍数が増加して不整脈が起こりやすくなります。**一方、コーヒーを3杯程度飲む人は、心臓病による死亡のリスクが下がるという研究報告もあります。欧州食品安全機関（EFSA）が提唱している安全なカフェインの摂取量は、コーヒー5杯分程度に相当します。

こうした研究報告などを踏まえ、コーヒーは1日3杯まで（多くても5杯まで）に控えたほうがいいでしょう。

### アルコールやカフェインのとりすぎに注意

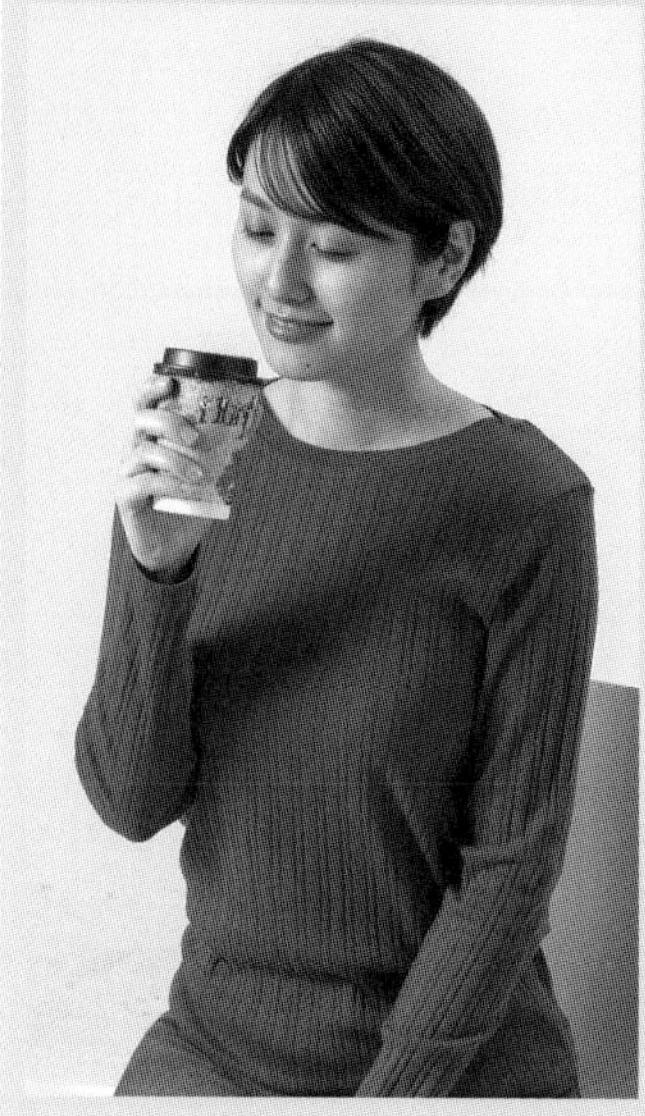

ポリフェノールをとるなら、赤ワインの代わりに、カカオの豊富なココアや高カカオのブラックチョコレートを食べるのがおすすめ。カカオのポリフェノールは、血管を拡張し、ＬＤＬ（悪玉）コレステロールの酸化を抑え、動脈硬化を予防する働きがある。

カフェインを多く含むコーヒーや紅茶、緑茶などは飲みすぎないように注意する。

# 入浴中にボールを握るだけ！傷んだ血管の機能回復を促し不整脈も動脈硬化も退ける「血管若返り入浴」

握力が弱い人ほど血管の老化が進み、心臓病による死亡リスクが高いという研究報告があります。その理由として考えられるのが、窒素《ちっそ》と酸素が結びついたNO（一酸化窒素）の影響です。血管の内膜にある血管内皮細胞で産生されるNOは、血管内に放出され、血管を広げて、しなやかにする働きがあります。

**手を握り、開くという動作をすると、腕の血液は一瞬滞ったあと一気に流れます。血液が一気に流れた瞬間に、血管内皮細胞からNOが大量に放出されます。入浴中にこの動作を行う「血管若返り入浴」をすると、NOを放出する効果がより高くなります。**入浴中は体が温まり、血流がよくなっているからです。

やり方は、お風呂の湯船につかっているときに、ビニール製のボールを両手でギュッギュッと50回くり返し握ります。ボールを強く握ると血圧が上がりやすいので、全力の3割くらいの力（ボールが軽くへこむくらい）で握ることがポイントです。ボールを握ることが習慣になると握力が鍛えられ、よりNOの産生が促されて血管が強くしなやかになるため、動脈硬化や不整脈の予防に役立ちます。
ただし、血圧が高い人は、心臓に負担をかけない入浴法を心がけてください。
血圧の上昇や心拍の変動を防ぐには、温度差を少なくすることが重要です。

### 「血管若返り入浴」のやり方

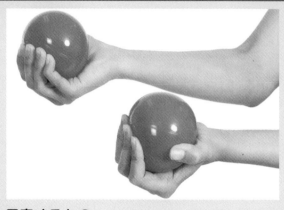

**●用意するもの**

ビニール製のボール2個（握ったときに軽くへこむ硬さのものが適当）

**●やり方**

湯船につかり、両手にボールを持ち、1秒間に1回のリズムでボールを握る。これを50回くり返す。握る力は、全力で握ったときの3割程度（ボールが軽くへこむくらい）、つまり弱めに握るだけで十分。

**湯の温度が高すぎると自律神経の交感神経が刺激され、血圧や心拍数が上がりやすくなるため、湯温は40度C程度にして長湯はさけてください。**湯船に入る前に、足もとから徐々にかけ湯をし、湯につかるときは、湯面と心臓の高さを同じくらいにすると心臓への負担が軽くなります。また、飲酒後すぐに入浴すると血圧が上がりやすいので、少なくとも1時間以上たってから入浴しましょう。

# 肥満の人に多い睡眠時無呼吸は不整脈を併発しやすく、防ぐには「1に減量」「2に横向き寝」

眠っている間に呼吸が一時的に止まり、大きなイビキをくり返す「睡眠時無呼吸」の人は、そうでない人に比べて期外収縮や心房《しんぼう》細動などの不整脈を併発しやすいという報告があります。

睡眠時無呼吸になると血液中の酸素が不足し、心臓は全身に多くの酸素を送り出そうとして過剰に働きます。また、無呼吸が起こると脳は睡眠時であっても覚《かく》醒《せい》状態になってしまい、自律神経のうち交感神経が活発に働いて血管が収縮します。そのため、血圧が上昇して心臓にも大きな負担がかかり、不整脈が起こりやすくなるのです。実際に、睡眠時無呼吸があると、不整脈を招く高血圧や糖尿病、脳卒中などを発症するリスクを高めたり、こうした病気を悪化させたりすることもわかっています。

睡眠時無呼吸の主な原因は肥満です。肥満になると、のどの周囲やあごに脂肪がたまり、気道が狭くなって呼吸が止まりやすくなります。太っている人は、食

## 生活を見直したり習慣的に運動をしたりして減量することが大切です。無呼吸やイビキの対策として、横向き寝もすすめられています。

### 睡眠時無呼吸と不整脈

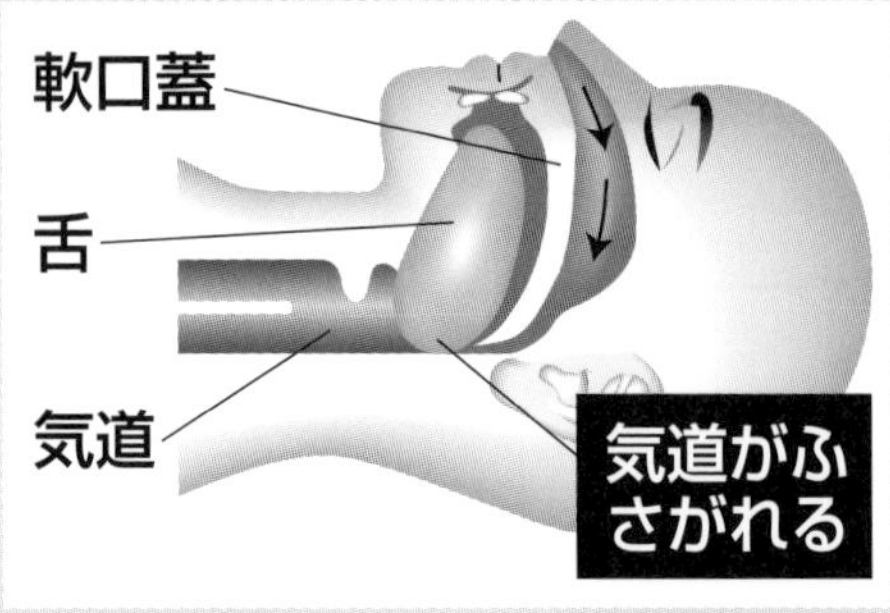


あおむけで寝ると舌のつけ根や軟口蓋が落ち込み、気道がふさがって無呼吸が起こる。すると酸欠になって心臓に負担がかかり、不整脈を併発しやすくなる。

### 横向き寝を行う方法

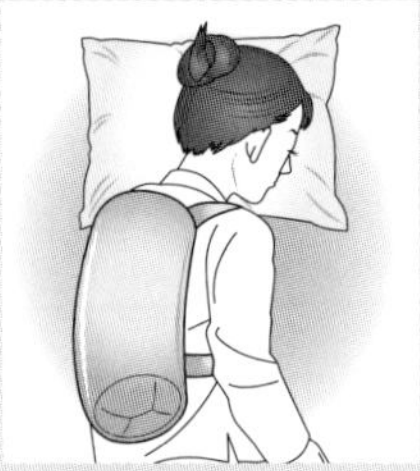
●背中枕を使う

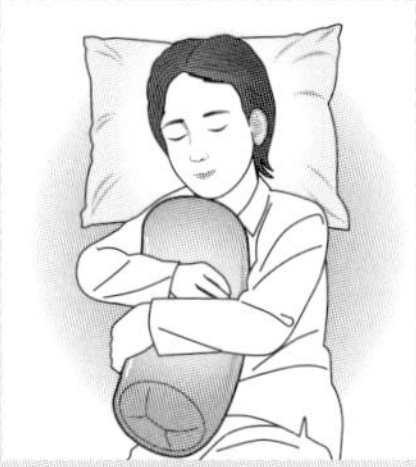
●抱き枕を使う

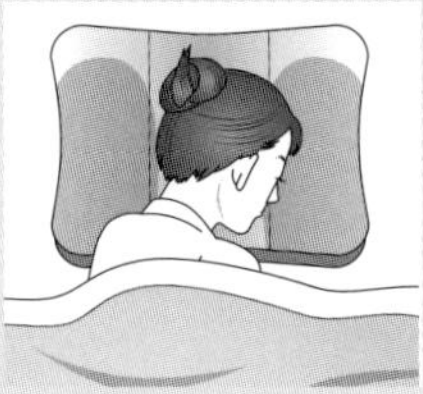
●横向き寝用の枕を使う

あおむけの姿勢で寝ると、舌根《ぜっこん》（舌のつけ根）や軟口蓋《こうがい》（口の奥で通気を調節している軟らかい部分）が、のどの奥に落ち込みます。すると、気道が狭くなって呼吸をしにくくなり、通る空気が振動してイビキをかきやすくなるのです。

**横向きの姿勢で寝れば、顔が横を向くため、舌根や軟口蓋が落ち込みにくくなり、呼吸がらくにできるようになります。**呼吸がらくにできれば心臓への負担が大幅に減り、イビキもかかないようになるでしょう。

最新治療

# 第8章

# 心房細動の根治率を80％に高めた新手術、失神を伴う重度の徐脈性不整脈を除去する新治療など「病院の不整脈治療」最前線

※掲載順


122～123ジペー・128～129ジペー
国際医療福祉大学医学部准教授
栗田康生

124～127ジペー・130～133
東邦大学医学部名誉教授
小田原循環器病院病院長
杉　薫

# 心房細動の発作でできる怖い血栓を抑え脳出血の副作用も少なく脳梗塞が防げる画期的新薬「DOAC」

**心房《しんぼう》細動を起こすと心臓の上部にある心房内で血液がよどみ、血液が固まって血栓、つまり血の塊が作られやすくなります。この血栓が心臓から脳に流れて脳の動脈につまると、脳梗塞《こうそく》（細かく分けると「脳塞栓《そくせん》症」）を引き起こします。**

脳塞栓症を起こす危険のある人には、心房で血栓ができるのを防ぐ「ワルファリン」という抗凝固薬が処方されていました。しかし、**ワルファリンには、効き方に個人差がある、効きすぎると脳出血を起こしやすい、ほかの薬の影響を受けやすい、毎回の血液検査により細かい用量調整が必要、ビタミンKの多い食品（納豆、ワカメ、ホウレンソウなど）の摂取制限がある、などの欠点があります。**

血液が固まるときには、凝固因子となるたんぱく質が働きますが、ワルファリンはビタミンKを介して凝固因子の生成を抑制するため、ビタミンKを多く含む食品をとると凝固因子の働きが強まり、ワルファリンの作用が弱まってしまうのです。**こうしたワルファリンの欠点を解消する薬として、２０１１年から相次い**

**で登場したのが「直接経口抗凝固薬（DOAC《ドアック》）」で、ダビガトラン、リバーロキサバン、アピキサバン、エドキサバンの4種類があります。**

ワルファリンがビタミンKの働きを抑えて間接的に抗凝固作用を発揮するのに対し、DOACは凝固因子に直接作用して血栓が作られるのを防ぎます。

DOACには、薬の効果が現れるのが早い、脳出血を起こすリスクが低い、ほかの薬による影響が少ない、食事の影響を受けにくい、などの利点もあります。

反面、DOACの副作用として消化管出血を起こす可能性があるとされています。また、DOACの成分の多くは腎臓《じんぞう》を介して排泄《はいせつ》されるため、腎機能が一定以上に低下している人には使用が禁止されています。薬価は、ワルファリンに比べて高額です。

### 直接経口抗凝固薬（DOAC）の特徴

**●ダビガトラン**

血栓のもとになるフィブリンの生成にかかわるトロンビンという物質の作用を阻害する。

**●リバーロキサバン**

細粒タイプもあり、嚥下障害がある場合も服用が可能。

**●アピキサバン**

副作用の消化管出血を起こすリスクが少なく、腎機能が衰えた人にも使いやすい。

**●エドキサバン**

日本で開発された薬。比較的出血性の副作用が少ない。

# 従来のカテーテル治療による心房細動の根治率50％が、実に70〜80％まで高まった「新カテーテル治療」

心房《しんぼう》細動の治療の主流は「カテーテルアブレーション」という治療法です。これは、細い管のカテーテルを足のつけ根の静脈から挿入して左心房まで送り込み、異常な電気信号が伝導している部位にカテーテルの先端を当て、高周波電流を流して焼灼《しょうしゃく》し、異常な電気信号の伝達経路を断ち切る治療法です。外科的手術で開胸する必要がなく、患者さんの体への負担が軽いという利点があります。

反面、高度な治療技術を要するため、血管や組織を傷つけて血栓ができやすくなったり、術後に再発したりする問題点がありました。実際、カテーテル治療で発作性心房細動が根治できた人は50％程度にすぎませんでした。

そうした中、最近は「イリゲーションカテーテル」という新しいカテーテル治療が登場しています。これは、カテーテルの先端から生理食塩水を放水し、電極を冷却しながら高周波電流を通電します。これにより血栓ができるのを防ぎ、高温になって通電が自動停止してしまう事態もさけられ、異常な電気信号を発して

## イリゲーションカテーテル

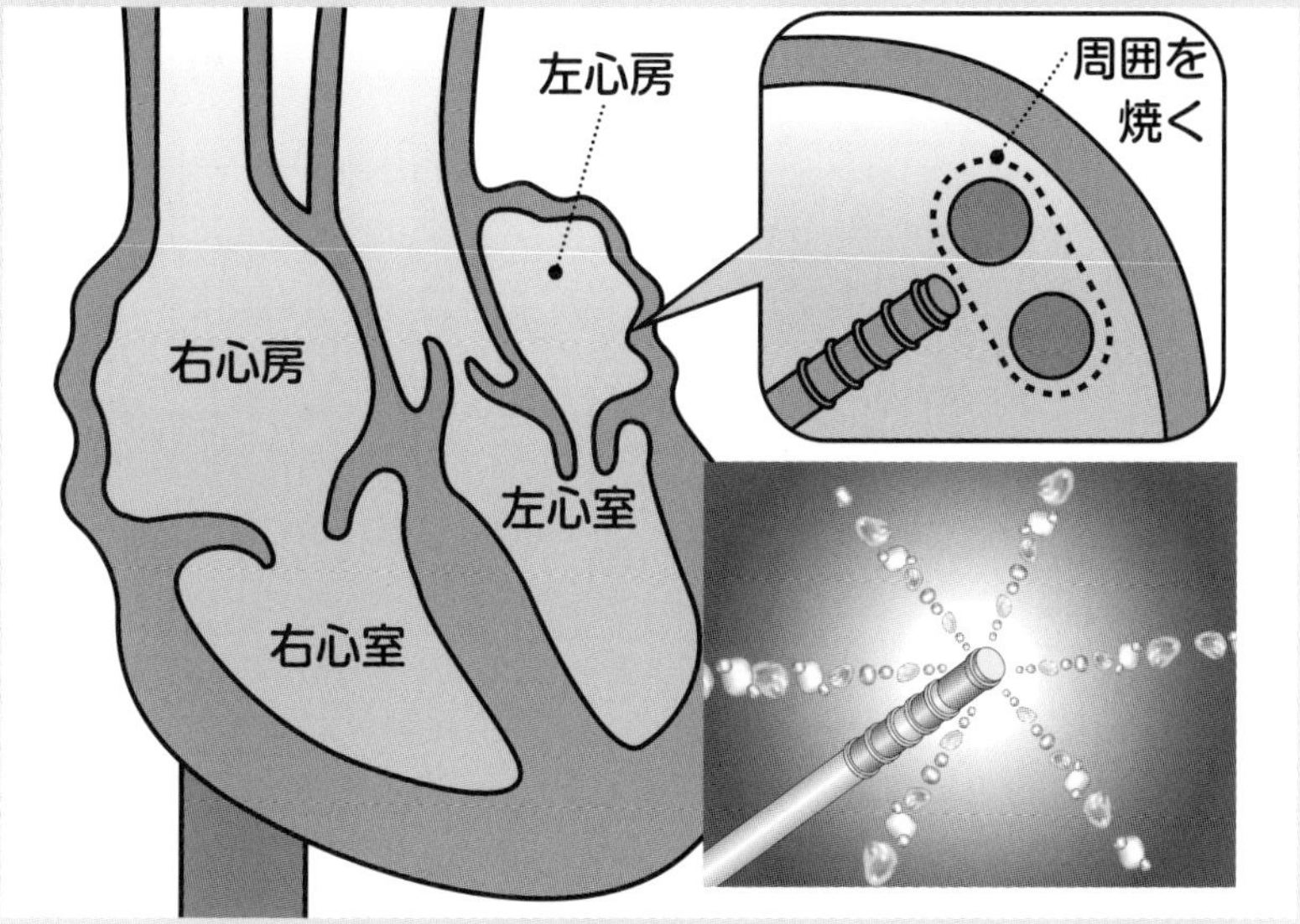


カテーテルの先端から生理食塩水を放水し、電極を冷却しながら高周波電流を通電する。高温になりすぎて通電が止まる事態をさけられ、異常な電気信号を発している部位を的確に焼灼できる。

**いる部位を的確に焼灼することができます。**

現在では、カテーテル治療を行っている医療機関のほとんどでイリゲーションカテーテルが採用されています。**イリゲーションカテーテルと薬物療法の併用により、発作性心房細動が根治する確率は70～80％まで向上しています。**

さらに、カテーテルを操作しやすくした「コンタクトフォースつきカテーテル」、心房内で小さな風船を膨らませて低温で焼灼する「冷凍アブレーション」「ホットバルーンアブレーション」など新しい治療法も実用化され普及しています。

# 命を奪う心室細動の再発や心室頻拍は発作を感知する装置を体内に植え込む「ＩＣＤ治療」で防げる

不整脈の中でも、心室細動と心室頻拍は突然死に直結する危険なタイプです。**心室細動を起こしたことのある人や起こしやすいと診断された人、心室頻拍の発作が30秒以上続く持続性心室頻拍を起こした人には「ＩＣＤ（植え込み型除細動器）」を体内に埋め込む治療が行われます。**

ＩＣＤは、電気ショックを与える本体と、その電気を心臓に伝え、拍動の状態を感知して本体に伝えるリード（導線）から構成されます。心臓が正しいリズムで拍動しているときは作動しませんが、拍動が異常になったり心拍が止まったりしたことを感知すると、自動で心臓に電気ショックを与え、拍動を正常に戻します。

ＩＣＤを植え込む手術は、局所麻酔をし、左の鎖骨《さこつ》の下の皮膚を切開して本体を入れるためのポケットを作ります。次に、右心房《しんぼう》と右心室に胸の静脈からリードを送り込んで留置し（右心房に入れたリードは心房の電気信号を認識し、右心室

## ＩＣＤ（植え込み型除細動器）治療

### ●ＩＣＤを使って拍動を正常に戻す

左の鎖骨の下を切開し、ICDの本体を入れるポケットを作る。リードを心臓内に留置して本体を植え込み、電気ショックを与えて拍動を正常に戻す。

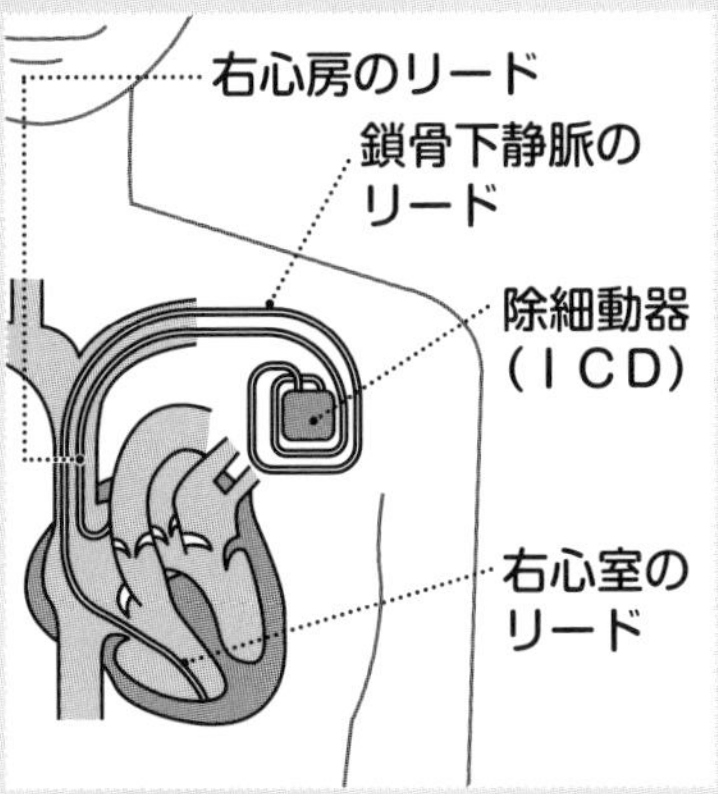


### ●エックス線画像

左胸に埋め込まれた除細動器。矢印で示す本体から延びたリードは、右心房と右心室に留置される。

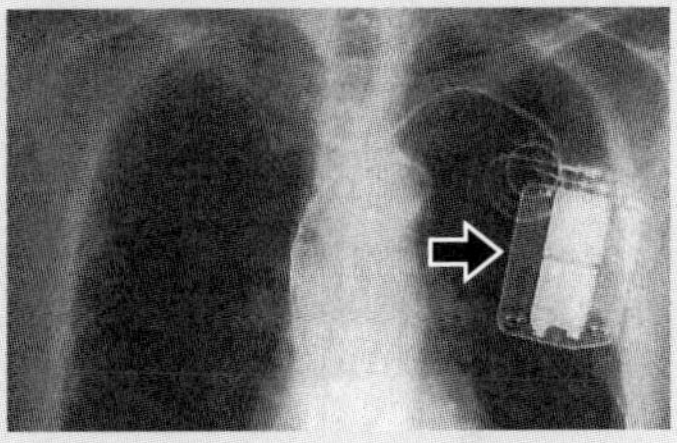

に入れたリードは心室の電気信号を感知して、治療が必要になると心室に電気ショックを伝える）、本体とリードを接続し、皮下に作ったポケットに本体を入れ、皮膚を縫合します。術後は作動の確認も含めて1週間程度入院します。

退院後は、数ヵ月に1回検査を受け、電池の残量などを確認します。電池が切れたときには電池交換手術を行います。

**遠隔モニタリング機能が備わったＩＣＤもあります。専用の機器を自宅に設置し、患者さんが医療機関に行かなくても、機器を通してＩＣＤに記録されたデータが医療機関に定期的に送信されます。**医師はＩＣＤの作動をウェブ上で確認できるため、拍動の異常の早期発見や迅速《じんそく》な対応が可能です。

# めまいや失神を伴う徐脈性不整脈は「ペースメーカ」で根治し、感染症の危険も少ないリードレス型が登場

拍動が異常に遅くなったり間隔が長くなったりする徐脈を起こし、めまいや失神などの症状が現れている場合は、「ペースメーカ」による治療が行われます。

ペースメーカは、心臓の動きを継続して観察し、拍動が遅くなると弱い電気刺激を送り、拍動の回数を正常に戻す医療機器です。金属製で、電池や電子回路が内蔵されている本体と、徐脈を感知したり、本体から発生する電気刺激を心臓に伝えたりするリードという導線から構成されます。

ペースメーカを植え込む手術は通常、利き腕と反対側の鎖骨《さこつ》の下を切開し、ペースメーカの本体を皮膚と筋肉の間に埋め込みます。そして、リードを血管に通し、右心室と右心房《しんぼう》に送り込みます。

**徐脈性心房細動に対しては、リードがない「リードレスペースメーカ」が使われることもあります。**

リードレスペースメーカは、本体の中に電池と電極が含まれていて、本体を直

## リードレスペースメーカのメリットとデメリット

**●メリット**

胸部に傷が残らず、皮下からの感染症を起こすリスクが減る。従来のペースメーカでは受けられないMRI検査に対応できるケースもある。

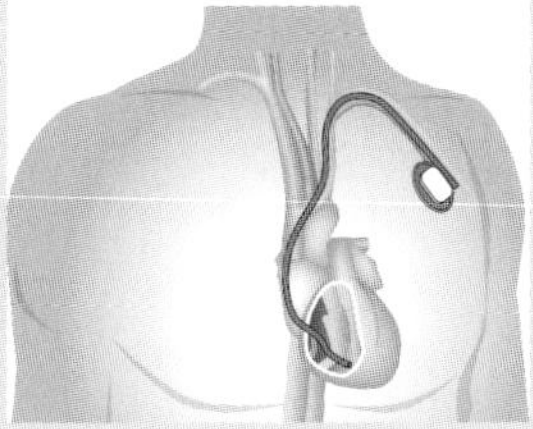


**●デメリット**

リードレスペースメーカは電池交換ができない。電池残量が少なくなった場合は、新たなリードレスペースメーカを埋め込む必要がある。

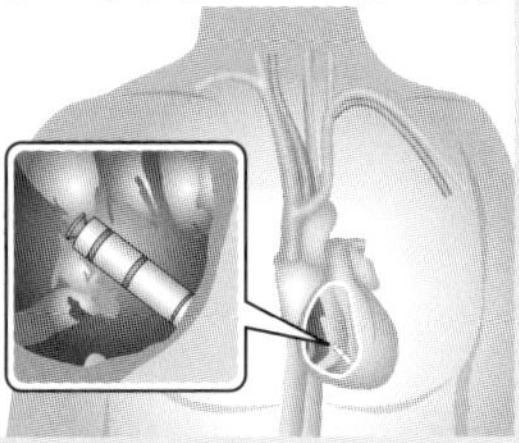


接心臓に留置できるため、リードが不要です。リードレスペースメーカを植え込む手術は、先端にリードレスペースメーカを取りつけた留置用のカテーテルを足のつけ根の静脈から挿入して心臓内に送り込み、右心室の壁に留置します。そして、カテーテルとリードレスペースメーカを切り離し、カテーテルを抜き取れば、リードレスペースメーカだけが右心室に留置されます。

**前胸部を切開しないため傷が残らず、従来のペースメーカで生じることのあった皮下からの感染症のリスクが減少します。**

一方、電池残量が少なくなった場合は、従来のペースメーカのように本体を交換するようなわけにはいきません。新たなリードレスペースメーカを埋め込む必要があります。

# 狭心症は従来のカテーテル治療では血管の再狭窄を防ぎきれず、拡張を維持する「薬剤カテーテル治療」が注目の的

狭心症の治療は、ステントを使う「カテーテル治療」が主流になっています。ステントはステンレスでできた網状の筒で、治療ではこのステントをバルーン（風船）にかぶせて血管の狭窄《きょうさく》部まで送り込み、ステントの内側からバルーンをふくらませて血管を押し広げます。そして、血管が十分に拡張したらバルーンをしぼませて抜き取り、ステントを血管壁に残します。

カテーテル治療は、血管を内側からステントで支え、血管の狭窄を防ぐことができることが大きな利点です。一方、治療後、時間が経過するにつれて、ステントの中に新生内膜という膜が発達し、増殖しすぎて再狭窄が起こる可能性があります。

そうした中、登場したのが「薬剤溶出性ステント（DES）」です。

薬剤溶出性ステントは、細胞の増殖を抑える免疫抑制薬を塗布したステントで、再狭窄の原因になる新生内膜の増殖を抑制します。血管に留置した薬剤溶出

## 薬剤カテーテル治療

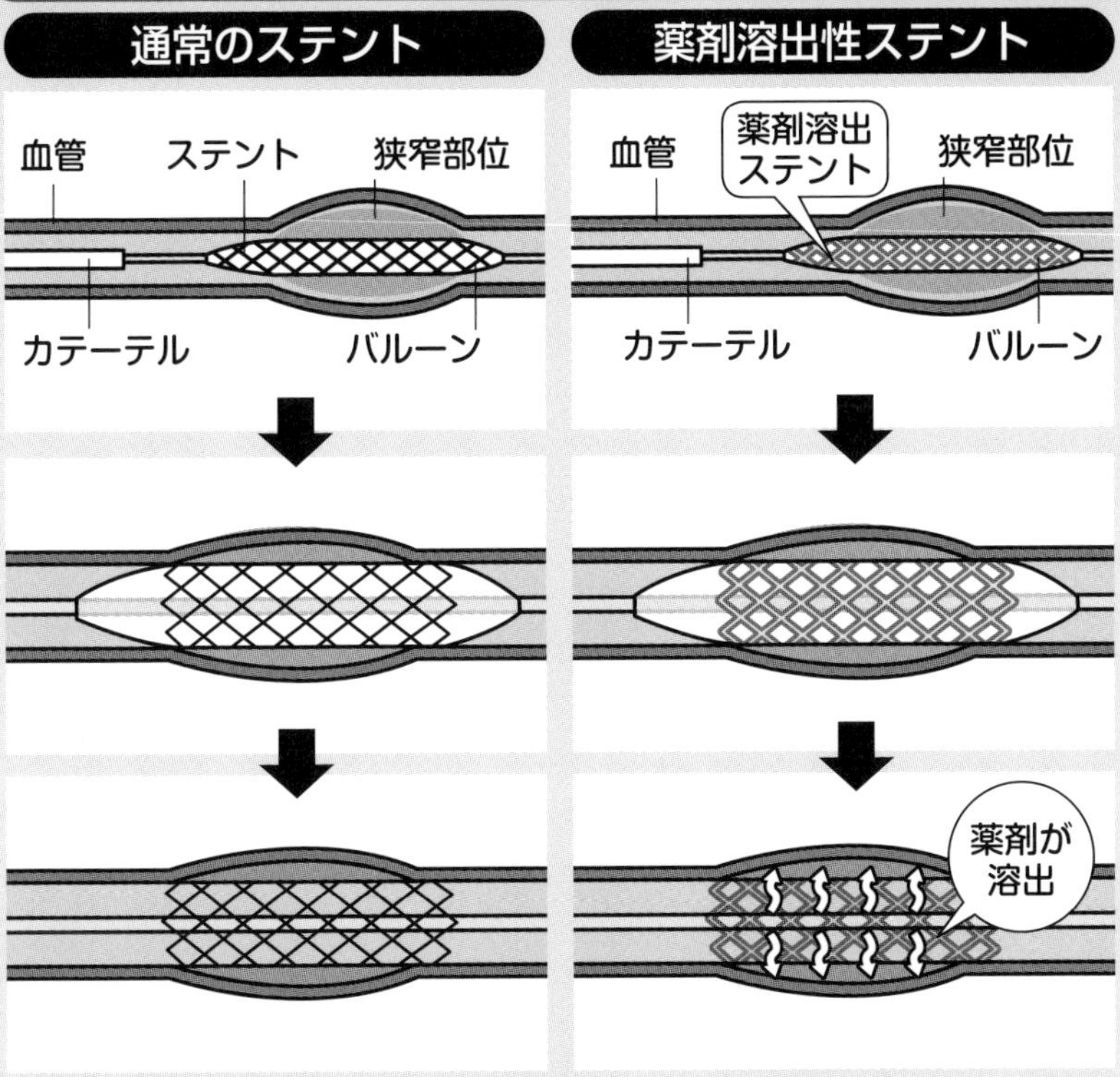


薬剤溶出性ステントを使う薬剤カテーテル治療は、ステントで血管を広げ、ステントからしみ出る薬剤の働きで動脈硬化の進行による再狭窄を防げる。

性ステントからは、免疫抑制薬がじわじわとしみ出てくるので、動脈硬化の進行を抑えることができます。動脈硬化は血管の内腔《ないくう》でプラーク（コレステロールの塊）を作り、血管が狭窄する原因になるため、結果として狭心症の再発を防ぐことができるのです。

ちなみに、薬剤カテーテル治療は、健康保険の高額療養費が適用されます。

# 心機能が低下する心不全は、心臓に心筋細胞シートをはるだけの「新再生療法」で治療できる時代になった

心不全は、心臓のポンプ機能が衰えて血液の循環がうまくいかなくなった状態で、息切れやむくみなどの症状が現れます。**心不全が進行すると危険な不整脈を生じやすく、拍動のリズムを正常化する「ICD（植え込み型除細動器）」などの治療が行われます。**さらに重症の心不全に陥った場合は、心臓移植という選択肢《し》もあります。しかし、心臓移植を受けられる条件は厳しく、ドナー（臓器の提供者）も少ないのが現状です。

そこで最近では、心臓の血流をポンプ装置へ管で誘導し、機械の作動で血液を全身に送り出す人工心臓を取りつける治療も行われています。ただ、人工心臓の場合は、体の拒絶反応、機器の耐久性、年齢制限などの課題がありました。

**そうした中、弱った心筋の働きを補う細胞シートを心臓にはり、心臓の機能を回復させる治療法が登場しています。これは、大阪大学大学院の澤芳樹《さわよしき》教授らが開発した「ハートシート」と呼ばれるものです。**患者さんの足から採取して培養

した自己再生能力のある細胞シートを作り、それを開胸手術で心筋にはりつけます。すると細胞シートからサイトカイン（生理活性物質）が放出され、無数の毛細血管が心筋に発生します。これにより心筋に酸素や栄養が届けられ、心臓の機能が回復します。

### ｉＰＳ細胞を利用した心筋細胞シートの治療

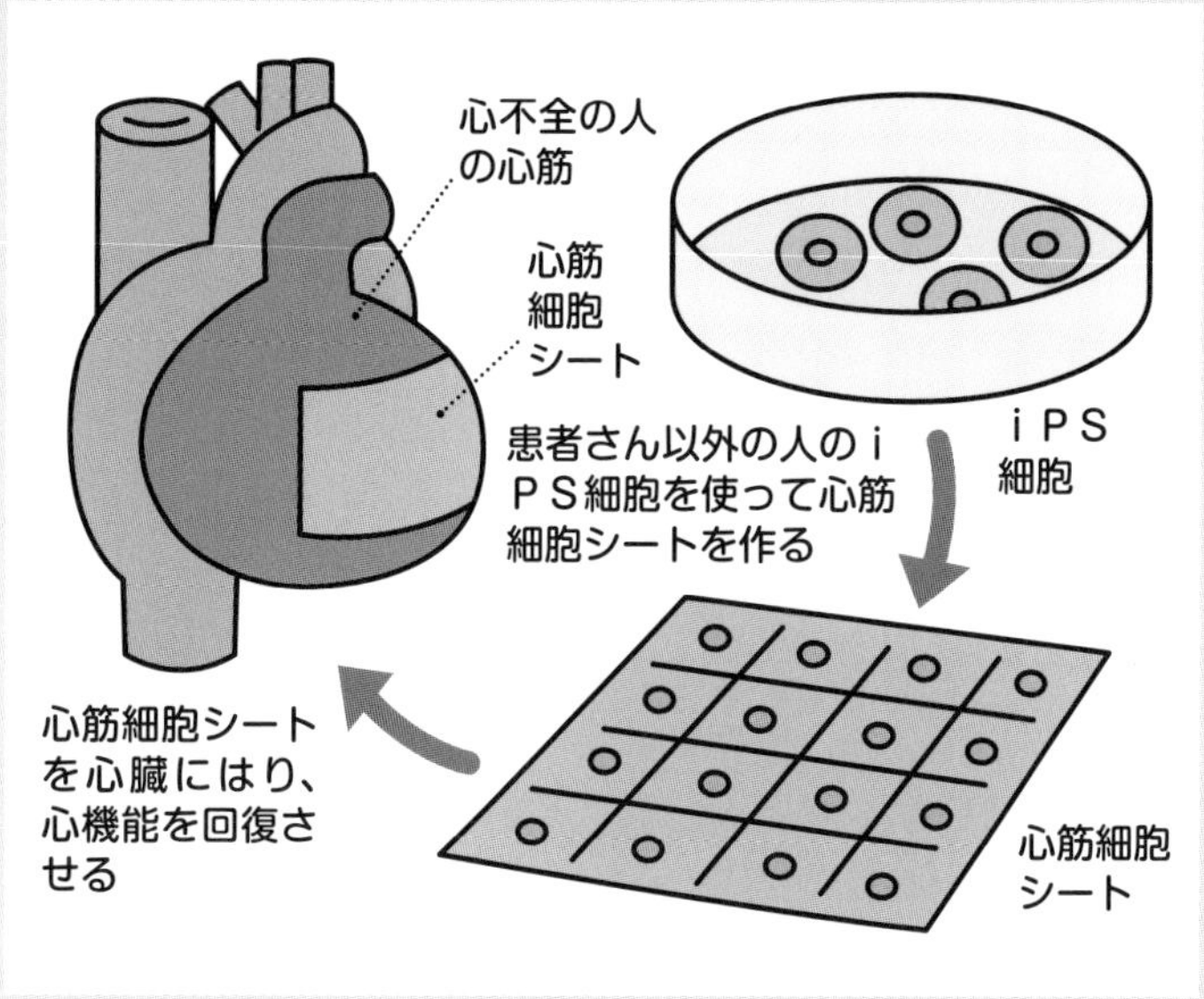
心不全の人
の心筋
心筋
細胞
シート
ｉＰＳ
細胞
患者さん以外の人のｉＰＳ細胞を使って心筋細胞シートを作る
心筋細胞シートを心臓にはり、心機能を回復させる
心筋細胞
シート

ｉＰＳ細胞とは、皮膚細胞に特定の遺伝子を導入することによりさまざまな細胞に分化させ、臓器や組織の再生を促す万能細胞。

さらに、**澤教授らは、京都大学の山中伸弥《やまなかしんや》教授が発見したｉＰＳ細胞（人工多能性幹細胞）を使って心筋細胞シートを作成することに成功しました。**この心筋細胞シートを心不全の患者さんの心筋にはれば、サイトカインが放出されるだけでなく、心筋細胞そのものが補充されて心臓の機能がより活発になることが期待されており、臨床研究が始まっています。

# 解説者紹介

掲載順

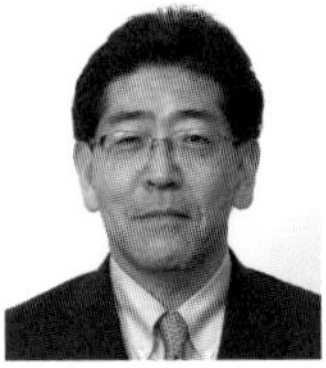

日本医科大学大学院医学研究科循環器内科学分野教授

## 清水《しみず》　渉《わたる》 先生

専門は循環器・不整脈・遺伝性不整脈。患者さんに優しい医療と遺伝性不整脈による心臓突然死の撲滅をめざしている。日本不整脈心電学会理事長、日本循環器学会常務理事、日本心臓病学会理事、アジア環太平洋不整脈学会（APHRS）理事長など。

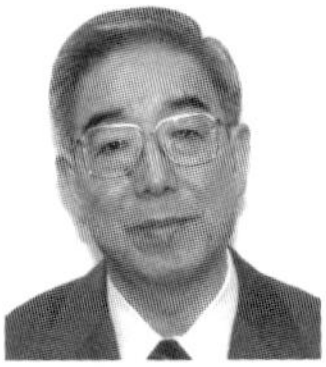

杏林大学医学部
名誉教授

## 石川《いしかわ》恭三《きょうぞう》 先生

循環器・心臓病の権威として知られ、出版・放送・講演などで医学情報や健康生活の知恵を楽しくわかりやすく伝えている。日本内科学会功労会員、日本不整脈心電学会名誉会員、日本心臓病学会功労会員など。

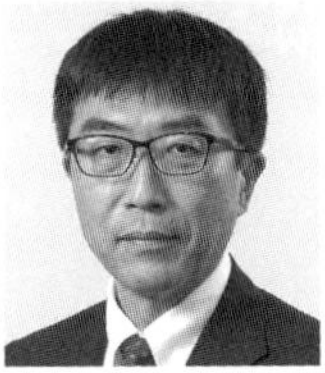

東京慈恵会医科大学循環器内科教授

## 山根《やまね》禎一《ていいち》 先生

不整脈を専門とする、カテーテルアブレーションの名手。生活習慣病の治療にも積極的に取り組む。日本内科学会総合内科専門医、日本循環器学会循環器専門医、日本不整脈心電学会理事、カテーテルアブレーション委員会委員長など。

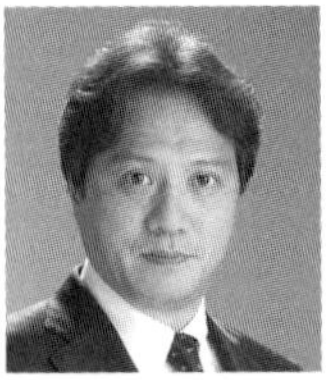

東京女子医科大学医学部心臓血管外科主任教授

## 新浪《にいなみ》博士《ひろし》 先生

心臓血管外科のスペシャリスト。アメリカ、オーストラリア留学後、埼玉医科大学心臓血管外科教授を経て 2007 年より現職、2008 年より東京女子医科大学病院副院長。日本胸部外科学会理事、日本心臓血管外科学会評議員、日本循環器学会代議員、日本冠動脈外科学会理事など。

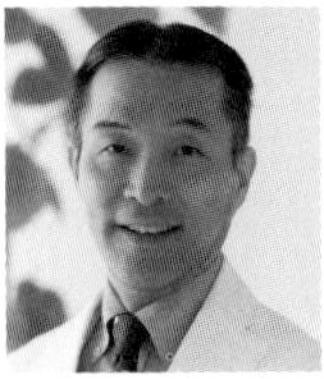

東邦大学医療センター大橋病院循環器内科元講師
アゴラ内科クリニック院長

## 坂田《さかた》隆夫《たかお》 先生

専門は不整脈。訪問診療や患者さんの心と体に向き合う自律神経外来を行う。日本循環器学会循環器専門医、日本不整脈心電学会専門医、日本内科学会認定内科医、日本医師会認定産業医、認定病院総合診療医など。

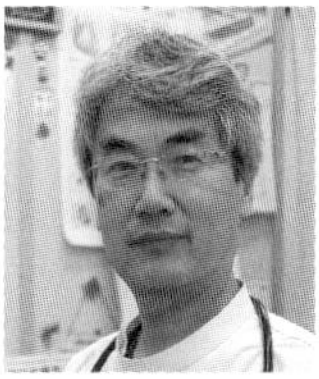

はしもと内科外科クリニック
院長

**橋本《はしもと》和哉《かずや》 先生**

内科、神経内科、漢方などを専門とし、医療ヨガや気功などを取り入れた治療に定評がある。テレビ出演、講演、著書など多数。日本神経学会認定専門医、日本内科学会認定内科医、日本東洋医学会認定専門医など。

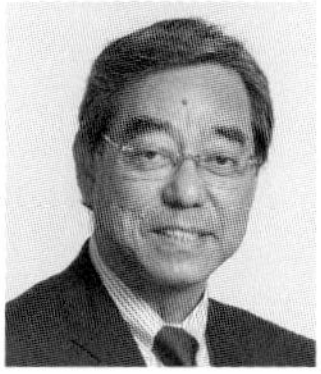

東邦大学医学部名誉教授
小田原循環器病院病院長

**杉《すぎ》　薫《かおる》 先生**

専門は不整脈・心臓電気生理学。地域に根差して高度な専門技術で患者さんが納得のいく医療の提供に尽力している。日本循環器学会循環器専門医、日本不整脈心電学会名誉会員・不整脈専門医など。

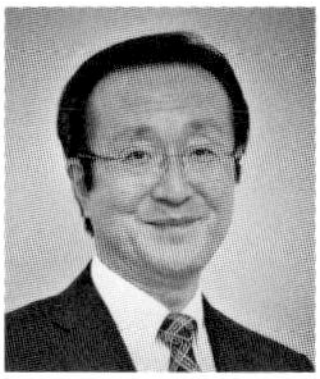

東北大学大学院医学系研究科内部障害学分野教授
東北大学病院リハビリテーション部長

**上月《こうづき》正博《まさひろ》 先生**

心臓や腎臓のリハビリテーション（リハビリ）の第一人者。論文・著書多数。日本心臓リハビリ学会理事、日本腎臓リハビリ学会前理事長、リハビリ科専門医、日本内科学会総合内科専門医など。

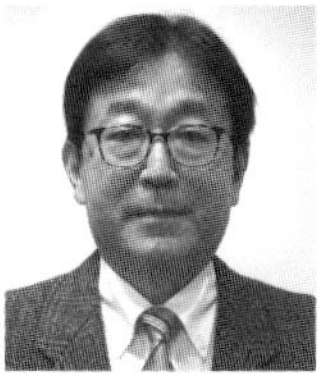

東京医科大学客員教授
東京都健康長寿医療センター副院長

**原田《はらだ》和昌《かずまさ》 先生**

東京大学医学部医学科を卒業。ハーバード大学ベス・イスラエル病院博士研究員、東京大学医学部附属病院循環器内科助手、東京都老人医療センター循環器科部長、同センター内科統括部長などを経て現職。

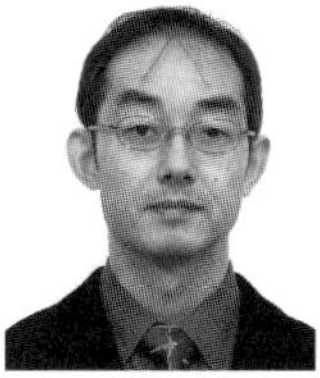

国際医療福祉大学
医学部准教授

**栗田《くりた》康生《やすお》 先生**

不整脈を専門とし、薬物治療・ペースメーカデバイスを用いた徐脈性不整脈治療などを行う。患者さんの症状に合わせた的確な治療に定評がある。日本循環器学会循環器専門医、日本内科学会認定内科医など。

**不整脈** **心房細動・期外収縮**
**自力でよくなる！**
**心臓病の名医陣が教える**
**最新１分体操大全**

2021年 12 月 14 日　第１刷発行
2024年 6 月 25 日　第６刷発行

| | |
|---|---|
| 編集人 | 小俣孝一 |
| 構成 | 石井弘行 |
| シリーズ企画 | 飯塚晃敏 |
| 編集 | わかさ出版 |
| 編集協力 | 唐澤由理 |
| | 菅井之生 |
| | 髙森千織子 |
| | 和田眞理 |
| | 早草れい子 |
| 装丁 | 下村成子 |
| DTP | 菅井編集事務所 |
| イラスト | デザイン春秋会 |
| 撮影 | 高橋昌也（fort） |
| モデル | 三橋愛永 |
| 発行人 | 山本周嗣 |
| 発行所 | 株式会社文響社 |
| | 〒105-0001　東京都港区虎ノ門２丁目２－５ |
| | 共同通信会館９階 |
| | ホームページ　https://bunkyosha.com |
| | お問い合わせ　info@bunkyosha.com |
| 印刷・製本 | 中央精版印刷株式会社 |


ISBN 978-4-86651-448-2

本書は専門家の監修のもと安全性に配慮して編集していますが、本書の内容を実践して万が一体調が悪化する場合は、すぐに中止して医師にご相談ください。また、疾患の状態には個人差があり、本書の内容がすべての人に当てはまるわけではないことをご承知おきのうえご覧ください。